复发性流产的中医药防治

主编 杜小利

主审 罗颂平 杜惠兰

科学出版社

北京

内 容 简 介

复发性流产是指与同一性伴侣连续发生3次及以上的自然流产，也称为习惯性流产。其属中医学"滑胎"范畴。其发病因素较多，有胚胎因素、母体因素、父亲因素及环境因素等。因病因复杂，现代医学多以对症治疗为主，目前无特效保胎药物治疗。本书应用文献研究结合临床研究，对复发性流产的中医药诊治进行了系统整理。梳理了中医对复发性流产的认识及发生、发展、预后的古籍文献记载，明确中医药对该病的治疗方法和用药思路，通过研究复发性流产的中医病因病机及诊疗思路，明确中医药治疗复发性流产以孕前预培其损、孕后积极保胎的治疗思路。

本书拓展了复发性流产的治疗思路，突出了中医整体辨证治疗的思维，适合中医、中西医结合及全科临床妇科医师参考阅读。

图书在版编目（CIP）数据

复发性流产的中医药防治／杜小利主编. —北京：科学出版社，2025.5.
ISBN 978-7-03-082164-5

Ⅰ.R271.41

中国国家版本馆 CIP 数据核字第 2025CJ7581 号

责任编辑：刘　亚／责任校对：刘　芳
责任印制：徐晓晨／封面设计：陈　敬

版权所有，违者必究。未经本社许可，数字图书馆不得使用

科学出版社 出版
北京东黄城根北街16号
邮政编码：100717
http://www.sciencep.com
固安县铭成印刷有限公司印刷
科学出版社发行　各地新华书店经销
*
2025年6月第 一 版　开本：787×1092　1/16
2025年6月第一次印刷　印张：7 1/4
字数：172 000
定价：58.00元
（如有印装质量问题，我社负责调换）

《复发性流产的中医药防治》编委会

主　审　罗颂平　广州中医药大学第一附属医院
　　　　杜惠兰　河北中医药大学
主　编　杜小利　宁夏医科大学
副主编　何　瑞　宁夏医科大学
　　　　冯亚宏　宁夏中医医院暨中医研究院
　　　　潘　丽　宁夏银川市中医医院
编　委（按姓氏笔画排序）：
　　　　丁少娟　宁夏医科大学附属中医医院
　　　　马　琼　宁夏医科大学
　　　　马小艳　宁夏同心县中医医院
　　　　马晓东　宁夏同心县中医医院
　　　　王　艳　宁夏医科大学附属中医医院
　　　　王若楠　宁夏医科大学
　　　　牛佳庆　宁夏医科大学
　　　　付钰莹　宁夏中西医结合医院
　　　　朱宁娃　宁夏隆德县中医医院
　　　　刘梦瑶　宁夏医科大学
　　　　孙　莹　河北中医药大学
　　　　李　蓉　北京大学第三医院
　　　　吴晓婷　宁夏中卫市中医医院
　　　　何佳佳　宁夏医科大学
　　　　张晓静　宁夏中医医院暨中医研究院
　　　　范书哲　宁夏医科大学
　　　　罗彦慧　宁夏医科大学
　　　　罗嘉琦　宁夏大医中医医院
　　　　南　楠　北京中医药大学
　　　　郜　洁　广州中医药大学第一附属医院
　　　　郭改婷　宁夏医科大学
　　　　锁智轩　宁夏医科大学
　　　　焦艳玉　宁夏中卫市中医医院

前　言

复发性流产是指与同一性伴侣连续发生3次及以上的自然流产，也称为习惯性流产，属中医学"滑胎"范畴。其发病因素有胚胎因素、母体因素、父亲因素及环境因素，胚胎因素主要表现为胚胎或胎儿染色体异常，母体因素包括全身性疾病、内分泌异常、免疫功能异常、血栓前状态及强烈应激与不良习惯。因复发性流产病因复杂，现代医学多以对症治疗为主，目前无特效保胎药物。

本书通过分析中医对妊娠生理和妊娠病理的认识，阐明了中医对复发性流产的认识及其发生、发展、预后的中医病因病机。结合临床有效病案，阐述了应用中医辨证论治思维，以预防为主、防治结合为原则，采用孕前预培其损、孕后积极保胎的中医治疗思路。

本书共六章。第一章重点介绍现代医学的妊娠生理及中医对妊娠生理和病理的认识。第二至五章重点介绍中医对复发性流产的病名、病因病机、治疗及预防的认识。第六章重点介绍现代医学对复发性流产的病因、诊断及治疗的研究进展。书末附《复发性流产中西医结合诊疗指南（2023年）》及《反复妊娠丢失中西医结合诊疗指南（2023年）》，以便读者阅读。全书强调中医药防治复发性流产的理论基础与诊疗方法，拓展了复发性流产的治疗思路，突出了中医整体辨证治疗的特色，适合中医、中西医结合及全科临床妇科医师参考阅读。

本书是宁夏科技惠民专项项目《补肾法助孕安胎防治复发性流产技术应用与推广》（编号2023CMG03028）成果之一，是在宁夏少数民族医药现代化教育部重点实验室及宁夏区域高发病中西医结合防治研究重点实验室平台上形成的科研成果之一，在编写过程中得到了实验室各位同仁的大力支持和帮助，也得到了广州中医药大学第一附属医院罗颂平教授及河北中医药大学杜惠兰教授的指导和主审，在此表示感谢！

写作的过程，是作者学习的过程，但因编者理论水平有限，不能深入和全面地加以阐明，某些理论认识不够准确、恰当，还望同道们不吝批评指正！

杜小利
2025年3月于银川

目　　录

前言
第一章　妊娠生理 1
　　第一节　受精及受精卵发育、输送与着床 1
　　第二节　胚胎、胎儿发育 2
　　第三节　胎儿附属物的形成及功能 5
　　第四节　妊娠期母体的变化 6
　　第五节　早期妊娠的诊断 11
　　第六节　中医对妊娠的认识 14
　　第七节　妊娠并发症 18
第二章　中医对复发性流产的认识 20
　　第一节　中医对病名的认识 20
　　第二节　中医对滑胎病因病机的认识 21
　　第三节　中医对胎动不安、滑胎治疗的认识 29
第三章　复发性流产的中医病因病机 32
　　第一节　复发性流产的中医病因 32
　　第二节　复发性流产的中医病机 34
第四章　复发性流产的中医治疗 38
　　第一节　补肾健脾法 38
　　第二节　补肾疏肝法 41
　　第三节　补肾益气法 44
　　第四节　补肾养血法 47
　　第五节　补肾活血法 48
第五章　复发性流产的中医预防 53
　　第一节　未病先防 53
　　第二节　既病防变 55

第三节　孕后安胎 ··· 56

　　第四节　日常防护 ··· 58

　　第五节　药膳调养 ··· 59

　　第六节　生活护理 ··· 61

　　第七节　情志护理 ··· 63

第六章　现代医学对复发性流产的研究进展 ····································· 65

　　第一节　复发性流产的病因研究进展 ··· 65

　　第二节　复发性流产的诊断研究进展 ··· 72

　　第三节　复发性流产的治疗研究进展 ··· 78

附录一 ·· 84

附录二 ·· 97

第一章 妊娠生理

妊娠（pregnancy）是胚胎和胎儿在母体内发育成长的过程。成熟卵子受精是妊娠的开始，胎儿及其附属物自母体排出是妊娠的终止。妊娠期从末次月经第1日计算，约280日（40周）。临床上将妊娠期分为3个时期：妊娠13周末以前称早期妊娠，第14周至第27周末称中期妊娠，第28周及以后称晚期妊娠。

第一节 受精及受精卵发育、输送与着床

一、受精

精子和次级卵母细胞结合形成受精卵的过程被称作受精。受精卵的形成意味着新生命的诞生。精子进入宫腔和输卵管腔后，精子表面的糖蛋白会被生殖道分泌物中的α和β淀粉酶降解。同时，顶体膜结构中的胆固醇与磷脂比率及膜电位发生变化，降低顶体膜的稳定性。此时的精子具备了受精能力，这个过程被称为精子获能，通常需要约7小时。卵子从卵巢排出后进入腹腔，通过输卵管伞端的"拾卵"作用，进入输卵管壶腹部与峡部连接处等待受精。受精大多发生在排卵后的12小时内，整个受精过程需要约24小时。

当精子与卵子相遇时，精子头部的外膜与顶体前膜会融合并破裂，形成小孔并释放出顶体酶。这些酶能够溶解卵子外围的放射冠和透明带，这个过程被称为顶体反应。通过酶的作用，精子穿越放射冠和透明带，与卵子融合。当精子头部与卵子表面接触时，受精过程开始。获能的单倍体精子穿过次级卵母细胞的透明带被视为受精的起始，而卵原核与精原核的融合则标志着受精的完成，从而形成了二倍体的受精卵。

二、受精卵的发育及输送

受精后30小时，受精卵可借助输卵管蠕动和输卵管上皮纤毛推动向宫腔方向移动，同时进行有丝分裂，称为卵裂。约在受精后72小时分裂成由16个细胞组成的实心细胞团，称为桑椹胚（morula）。受精后第4日，早期囊胚泡形成，进入宫腔，在受精后第5~6日，囊胚透明带消失，受精后第11~12日形成晚期囊胚，逐渐侵入子宫内膜。

三、着床

受精后的晚期囊胚，逐渐侵入子宫内膜，称为受精卵着床，也称受精卵植入。着床需经过定位、黏附和穿透三个阶段，受精卵着床必须具备的条件有：①透明带消失。②囊胚内滋养细胞分化出合体滋养细胞。③囊胚和子宫内膜同步发育且功能协调。④孕妇体内有足够数量的孕酮，子宫有一个极短的窗口期允许受精卵着床。

第二节 胚胎、胎儿发育

一、胚胎发育特征

在受精后 8 周内的胚体称为胚胎（embryo），受精后的第 3~8 周是胚胎器官和脏器分化的关键时期，在这个阶段，胎儿的心脏、神经系统、呼吸系统、四肢、性腺和外阴会相继开始发育。其中，从受精后的第 3 周开始，胚胎的心脏开始形成并逐渐发育成熟。第 4 周左右，胚胎可以被辨认出胚盘和体蒂。在第 5 周时，胚胎的神经管开始闭合，随后逐渐分化为大脑和脊髓等不同的神经结构。第 6 周，胚胎的肢芽开始出现，之后逐渐发育成手臂和腿。

同时，眼睛、耳朵、鼻子等感官器官也开始形成。第 7 周左右，胚胎的生殖器官开始发育，包括性腺和外阴等结构。此时，胚胎的甲状腺和胰腺等内分泌器官也开始形成，并逐渐发挥功能。第 8 周，胚胎已经初步具有人形，能够分辨出眼睛、耳朵、嘴巴、鼻子、手指和足趾等部位。此时，胚胎的心脏已经发育得比较完善，能够有效泵血，为身体各个器官提供养分和氧气。

胚胎发育是一个复杂而精细的过程，每个器官的发育都需要精确的时间和空间调控。任何干扰或异常都可能对胚胎的发育产生不良影响。因此，孕妇在孕期需要特别注意饮食、环境和生活方式等内容，以保障胚胎的正常发育。

二、胎儿的发育特征

8 周末：胚胎初具人形，头大，占整个胎体的 1/2。四肢已具雏形，并能辨认出眼、耳、口、鼻。B 型超声下可见胎心管搏动。

12 周末：胎儿体重约 14g，身长约 9cm，顶臀长 6~7cm，外生殖器已发生，四肢可活动。

16 周末：胎儿体重约 110g，身长约 16cm，顶臀长 12cm，头皮已长出头发，呼吸肌已开始运动，从外生殖器可确认胎儿性别，皮肤菲薄呈深红色，无皮下脂肪。部分经产妇自觉有胎动。

20 周末：胎儿体重约 320g，身长约 25cm，顶臀长 16cm，全身有毳毛，并可见少许头发，皮肤暗红，出现胎脂，开始出现吞咽和排尿功能。

24 周末：胎儿体重约 630g，身长约 30cm，顶臀长 21cm，各脏器均已发育，皮下脂肪开始沉积，皮肤呈皱缩状，出现眉毛。

28周末：胎儿体重约1000g，身长35cm，顶臀长25cm。皮下脂肪不多，皮肤粉红色，可有胎脂，各器官系统的发育已近成熟，可有呼吸运动，但肺泡Ⅱ型细胞产生的表面活性物质较少，此时出生后易患特发性呼吸窘迫综合征。

32周末：胎儿体重约1700g，身长约40cm，顶臀长28cm。皮肤深红，面部毳毛已脱落，出现指（趾）甲，睾丸下降，生命力尚可，出生后注意护理可以存活。

36周末：胎儿体重约2500g，身长约45cm，顶臀长32cm，皮下脂肪较多，面部皱褶消失，胸部、乳房凸出，睾丸位于阴囊，指（趾）甲已达指（趾）端，出生后能啼哭和吸吮，生命力良好。此时称"成熟儿"，出生后基本能存活。

40周末：胎儿体重约3000g，身长约50cm，顶臀长36cm。胎儿发育成熟，胎头双顶径大于9cm，皮肤粉红色，皮下脂肪多，外观体型丰满，除肩、背部有时尚存毳毛外，其余部位的毳毛均已脱落。男性胎儿睾丸下降于阴囊中，女性胎儿大小阴唇发育良好，出生后哭声响亮，吸吮能力强，肌肉张力增强，四肢活动频繁，出生后能很好地存活。

临床常用新生儿身长作为判定胎儿妊娠月份的依据。妊娠前5个月的胎儿身长（cm）=妊娠月数的平方，如妊娠4个月为4^2=16cm。妊娠后5个月的胎儿身长（cm）=妊娠月数×5，如妊娠8个月为8×5=40cm。

三、胎儿生理特点

（一）循环系统

1. 解剖学特点

（1）脐静脉：1条，出生后闭锁成肝圆韧带，脐静脉的末支静脉导管出生后闭锁成静脉韧带。

（2）脐动脉：2条，出生后与相连的腹下动脉均闭锁形成腹下韧带。

（3）动脉导管：位于肺动脉与主动脉弓之间，出生后2～3个月闭锁成动脉韧带。

（4）卵圆孔：位于左右心房之间，出生后数分钟开始关闭，6个月完全闭锁。

2. 血液循环特点

（1）来自胎盘的血液进入胎儿体内分为3支：一支直接入肝，一支与门静脉汇合入肝，此2支的血液经肝静脉流入下腔静脉；另一支经静脉导管直接流入下腔静脉。下腔静脉将混合血液（来自脐静脉含氧量较高的血液及来自胎儿下半身含氧量较低的血液）送入右心房。

（2）卵圆孔开口处正对着下腔静脉入口，下腔静脉进入右心房的血液绝大部分经卵圆孔进入左心房；上腔静脉进入右心房的血液流向右心室，进入肺动脉。

（3）肺循环阻力较大，肺动脉中的绝大部分血液经动脉导管注入主动脉，仅部分血液经肺静脉流回到左心房。左心房血液注入左心室，继而经升主动脉流向全身后，经腹下动脉、脐动脉进入胎盘，与母血进行气体和物质交换。

（4）胎儿血液循环特点：胎儿体内无纯动脉血，而是动静脉混合血。进入肝、心、头部及上肢的血液含氧量较高，营养较丰富；注入肺及身体下半部的血液含氧量较低，营养较贫乏。

（二）血液系统

1. 红细胞生成 胎儿的血液循环系统约在受精后3周末建立，其红细胞主要来自卵黄囊。妊娠10周，肝是主要的血液生成器官，继而骨髓、脾逐渐具备造血的功能。足月妊娠时骨髓产生90%的红细胞。妊娠32周时，产生大量红细胞生成素，使妊娠32周以后出生的新生儿红细胞数目增多。但胎儿红细胞的生命周期仅为成人（120日）的2/3，故需不断生成红细胞。

2. 血红蛋白生成 血红蛋白在原红细胞、幼红细胞和网织红细胞内合成，包括原始血红蛋白、胎儿血红蛋白和成人血红蛋白。妊娠前半期均为胎儿血红蛋白，妊娠最后4～6周成人血红蛋白增多，至临产时胎儿血红蛋白仅占25%。

3. 白细胞生成 妊娠8周后，胎儿血液循环中出现粒细胞。妊娠12周，胸腺、脾脏产生淋巴细胞，妊娠足月时白细胞计数可高达（15～20）×10^9/L。

（三）呼吸系统

母儿血液在胎盘进行气体交换。胎儿出生前需具备发育完好的呼吸道（包括气管直至肺泡）、肺循环、呼吸肌。B型超声检查发现妊娠11周的胎儿已有胸壁运动，妊娠16周时出现能使羊水进出呼吸道的呼吸运动，时快时慢，每分钟30～70次，具有使肺泡扩张和生长的作用。胎儿窘迫时，出现大喘息样呼吸运动。

（四）消化系统

妊娠11周时小肠已有蠕动，妊娠16周时胃肠功能基本建立，胎儿可吞咽羊水，吸收水分、葡萄糖、氨基酸及其他可溶性营养物质。胎儿肝功能尚不健全，肝内缺乏许多酶，不能结合因红细胞破坏产生的大量游离胆红素，少部分在肝内结合，经胆管排入小肠、氧化成胆绿素，其降解产物使胎粪呈黑绿色。

（五）泌尿系统

妊娠11～14周胎儿肾已有排尿功能，妊娠14周胎儿膀胱内已有尿液，可通过排尿参与羊水的循环。

（六）内分泌系统

妊娠第6周胎儿甲状腺开始发育，妊娠12周已能合成甲状腺素。胎儿肾上腺发育良好，其重量与胎儿体重之比远超成人，胎儿肾上腺皮质由胎儿区和永久区组成，两区之间存在功能过渡带，能产生大量甾体激素，与胎儿肝、胎盘、母体共同完成雌三醇的合成。妊娠12周胎儿胰腺分泌胰岛素。

（七）生殖系统及性腺分化发育

女性胎儿卵巢于妊娠11～12周开始分化发育。因缺乏副中肾管抑制物质，副中肾管系统发育，形成阴道、子宫、输卵管。外阴部缺乏5α-还原酶，外生殖器向女性分化发育。

第三节 胎儿附属物的形成及功能

胎儿附属物是指胎儿以外的妊娠产物，包括胎盘、胎膜、脐带和羊水。

一、胎盘

胎盘（placenta）是胎儿与母体间进行物质交换的器官，由羊膜、叶状绒毛膜和底蜕膜组成。

羊膜为胎盘最内层的半透明薄膜，附着于绒毛膜板表面。表面光滑，无血管、神经及淋巴，具有一定的弹性，厚 0.02～0.05mm，自内向外由单层无纤毛立方上皮细胞层、基膜、致密层、成纤维细胞层和海绵层构成。电子显微镜检查可见上皮细胞表面有微绒毛，使羊水与羊膜间能进行交换。

叶状绒毛膜是胎盘的主要结构。囊胚着床以后，滋养层细胞迅速分裂增殖，并分化为内层的细胞滋养细胞和外层的合体滋养细胞。在滋养层内面有一层细胞称为胚外中胚层，与滋养层细胞共同构成绒毛膜。胚胎发育的第 13～21 日为绒毛膜发育分化最旺盛的时期。此时，胎盘的主要结构——绒毛逐渐形成。在受精后第 3 周末，绒毛内血管形成，标志着胎儿、胎盘循环的建立。

底蜕膜是构成胎盘的母体部分，仅占足月胎盘很小部分。底蜕膜表面覆盖一层来自固定绒毛的滋养层细胞与底蜕膜共同形成绒毛间隙的底，称蜕膜板。从此板向绒毛膜方向伸出蜕膜间隔，一般不超过胎盘全层厚度的 2/3，将胎盘母体面分成肉眼可见的 20～30 个母体叶。

妊娠足月胎盘呈圆形或椭圆形，重 450～650g，直径 16～20cm，厚 1～3cm，中央厚，边缘薄，分为胎儿面和母体面。胎儿面表面覆盖着一层灰蓝色、光滑半透明的羊膜，脐带动静脉从附着处分支，向四周呈放射状分布，直达胎盘边缘，并穿过绒毛膜板，进入绒毛干及其分支。母体面表面呈暗红色，蜕膜间隔形成若干浅沟分成母体叶。

二、胎膜

胎膜（fetal membranes）由平滑绒毛膜和羊膜组成。囊胚表面非着床部位的绒毛膜在发育过程中因缺乏营养供应逐渐萎缩为平滑绒毛膜。胎膜内层为羊膜，与覆盖胎盘、脐带的羊膜层相连接。至妊娠晚期，平滑绒毛膜与羊膜轻轻贴附，但可分开。胎膜的重要作用是维持羊膜腔的完整性，并起到保护胎儿的作用。胎膜不仅含大量花生四烯酸（前列腺素前身物质）的磷脂，而且含有能催化磷脂生成游离花生四烯酸的溶酶体，因此胎膜在分娩发动上有一定作用。

三、脐带

胚胎及胎儿借助脐带悬浮于羊水中。脐带（umbilical cord）是连接胎儿与胎盘的条索状组织，一端连于胎儿腹壁脐轮，另一端附着于胎盘胎儿面。妊娠足月的胎儿脐带长 30～

100cm，平均为55cm，直径0.8～2cm，表面覆盖羊膜，呈灰白色。脐带断面中央有一条管壁较薄、管腔较大的脐静脉；两侧有两条管壁较厚、管腔较小的脐动脉。血管周围为来自胚外中胚层的胶样胚胎结缔组织，称华通胶（Wharton's jelly），有保护脐血管的作用。脐带是胎儿和母体之间进行物质交换的重要通道，脐带受压使血流受阻造成缺氧，可导致胎儿窘迫，甚至危及胎儿。

四、羊水

羊膜腔内的液体称为羊水（amniotic fluid），胚胎在羊水中生长发育。妊娠早期的羊水主要是母体血清经胎膜进入羊膜腔的透析液。妊娠中期的羊水主要来自胎儿尿液。妊娠晚期胎肺也参与羊水的生成。羊水始终处于动态平衡状态，水电解质交换一直持续存在于母体、羊水、胎儿之间，且交换速度可随妊娠进展而加快。母儿间的液体交换的场所主要是胎盘，每小时约3600ml。母体与羊水的交换主要通过胎膜，每小时约400ml。羊水与胎儿的交换量较少，主要通过胎儿消化道、呼吸道、泌尿道及角化前皮肤等进行交换。

羊水的功能主要为保护胎儿，防止胎儿及胎体与羊膜粘连而发生畸形，缓冲外界打击和震动对胎儿造成的损伤，避免子宫肌壁或胎儿对脐带的直接压迫所致的胎儿窘迫，临产宫缩时，羊水可使宫缩压力均匀分布，避免胎儿局部受压而致胎儿窘迫。羊水可减轻胎动给母体带来的不适感，临产后，前羊水囊可扩张宫颈口及阴道，破膜后，羊水可润滑及冲洗阴道减少感染机会。

第四节　妊娠期母体的变化

在妊娠期间，为了满足胚胎和胎儿生长发育的需求，在胎盘产生的激素参与及神经内分泌的影响下，孕妇体内的各个系统会发生一系列适应性的变化。

一、生殖系统的变化

（一）子宫

宫体逐渐增大变软。子宫重量由非妊娠时50～70g增至足月妊娠时的1000g左右，增加近20倍。子宫大小由非妊娠时的（7～8）cm×（4～5）cm×（2～3）cm增大至妊娠足月时的35cm×25cm×22cm。宫腔容量由非妊娠时的约5ml增至妊娠足月时的约5000ml，增加约1000倍。妊娠早期，子宫略呈球形且不对称，受精卵着床部位的子宫壁明显凸出。妊娠12周后子宫对称性增大并超出盆腔，于耻骨联合上方可触及。妊娠晚期子宫右旋，与乙状结肠占据盆腔左侧有关。子宫增大主要是由于肌细胞肥大，为临产后子宫阵缩提供物质基础。子宫肌壁厚度非妊娠时约为1cm，妊娠中期逐渐增厚达2～2.5cm，妊娠末期又变薄至1～1.5cm。子宫增大最初受内分泌激素水平影响，后期因宫腔内压力增加而逐渐增大。子宫各部的增长速度并不一致。宫底在妊娠后期增长最快，宫体含肌纤维最多，子宫下段次之，宫颈最少，故临产后子宫阵缩由宫底向下递减，促使胎儿娩出。自妊娠12～14周起，子宫出现 Braxton Hicks 收缩，该收缩为不规则无痛性收缩，强度及频率随妊娠进展而逐渐增加，但收缩时宫腔内压力通常为 5~25mmHg，持续时间不足 30 秒。妊娠足月时子宫胎盘血流量为 450~600ml/min，其中 5%供肌层，10%~15%供子宫蜕膜层，80%~85%供胎盘。宫缩时子宫血流量明显减少。

子宫峡部位于宫体部与宫颈之间最狭窄部位。非妊娠时长约 1cm，妊娠后变软，10 周时明显变软。妊娠 12 周以后，峡部逐渐伸展、拉长、变薄，扩展成宫腔的一部分，形成子宫下段，临产后可伸展至 7~10cm，成为软产道的一部分。

妊娠早期宫颈组织水肿，黏膜充血，致使宫颈肥大、变软，呈紫蓝色。由于宫颈管内腺体肥大，宫颈黏液增多，形成黏稠的黏液栓，有防止病原体入侵宫腔的作用。接近临产时，宫颈管变短并出现轻度扩张。

（二）卵巢

妊娠期略增大，排卵和新卵泡发育均停止。妊娠黄体一般于一侧卵巢中可见，妊娠 6~7 周前分泌雌、孕激素以维持妊娠。黄体功能于妊娠 10 周后被胎盘取代，黄体开始萎缩。

（三）输卵管

妊娠期输卵管伸长，但肌层并不增厚。黏膜上皮细胞变扁平，基质中可出现蜕膜细胞，有时黏膜呈蜕膜样改变。

（四）阴道

妊娠期黏膜变软并呈紫蓝色，皱襞增多，伸展性增加。阴道脱落细胞及分泌物增多呈白色糊状。阴道上皮细胞糖原积聚，乳酸含量增多，阴道 pH 降低，有利于防止感染。

（五）外阴

妊娠期外阴、大小阴唇色素沉着，大阴唇内血管增多，结缔组织变软，伸展性增加。小阴唇皮脂腺分泌增多。

二、乳房的变化

妊娠早期乳房开始增大，充血明显，孕妇常感乳房发胀或触痛及刺痛，浅静脉明显可见。乳头增大变黑，更易勃起。乳晕变黑，其外围的皮脂腺肥大形成散在的结节状小隆起，称为蒙氏结节（Montgomery's tubercles）。胎盘分泌大量雌激素和孕激素，前者刺激乳腺腺管发育，后者刺激乳腺腺泡发育。乳腺发育完善还需垂体催乳激素、人胎盘生乳素，以及胰岛素、皮质醇、甲状腺素的共同作用。妊娠期间虽有多种大量的激素参与乳腺发育，做好泌乳准备，但妊娠期间并无乳汁分泌，与大量雌、孕激素抑制乳汁生成有关。于妊娠末期挤压乳头时，可有少许淡黄色稀薄液体流出，称为初乳。分娩后，新生儿吸吮乳头，乳腺正式泌乳。

三、血液的改变

（一）血容量

血容量从妊娠 6~8 周开始增加，妊娠 32~34 周达高峰，增加 40%~45%，平均增加约 1450ml。其中血浆增加约 1000ml，红细胞增加约 450ml，故血液呈相对稀释状态。

（二）血液成分

1. 红细胞 妊娠期骨髓不断产生红细胞，网织红细胞轻度增多。由于血液稀释，足月妊娠时红细胞计数由非妊娠时的 $4.2\times10^{12}/L$ 下降至 $3.6\times10^{12}/L$ 左右，血红蛋白计数由非妊娠时的 130g/L 下降至 110g/L 左右，血细胞比容由 0.38~0.47 下降到 0.31~0.34。孕妇储备铁约 0.5g，为了适应红细胞增加、胎儿生长及孕妇各器官生理变化的需要，妊娠中晚期应注意补充铁剂，以预防血红蛋白水平过度降低。

2. 白细胞 妊娠 7~8 周开始轻度增加，30 周达高峰，为 $(5\sim12)\times10^9/L$，分娩及产褥期可达 $(14\sim16)\times10^9/L$，主要为中性粒细胞计数增加。

3. 凝血因子 妊娠期间由于凝血因子 Ⅱ、Ⅴ、Ⅵ、Ⅷ、Ⅸ、Ⅹ 增加，血液处于高凝状态，血小板数轻度减少。妊娠晚期，凝血酶原时间及活化部分凝血活酶时间轻度缩短，凝血时间无明显改变。血浆纤维蛋白原含量比非妊娠女性增加 40%~50%，妊娠末期可达 4.5g/L，红细胞沉降率加快。纤溶酶原显著增加，优球蛋白溶解时间延长，表明妊娠期纤溶活性降低。

4. 血浆蛋白 由于血液稀释，血浆蛋白从妊娠早期开始下降，至妊娠中期为 60~65g/L，主要是白蛋白减少，约减至 35g/L，维持此水平直至分娩。

四、循环系统的变化

（一）心脏

妊娠后期由于膈肌升高，心脏向左、上、前移位，心尖冲动左移 1~2cm，心浊音界稍扩大。心脏位置改变使大血管轻度扭曲，加之血流量增加、血流速度加快，多数孕妇可听到心尖区 Ⅰ~Ⅱ 级柔和吹风样收缩期杂音。至妊娠末期，心脏容量约增加 10%，心率每分钟增加 10~15 次。心电图因心脏左移出现电轴左偏约 15°。

（二）心排血量

自妊娠 8~10 周开始增加，至妊娠 32~34 周达高峰，左侧卧位测量心排血量比非妊娠时增加 30%，平均每次心排血量约为 80ml，持续到分娩。临产后，在第二产程，心排血量显著增加。

（三）血压

妊娠早期及中期血压偏低，晚期可轻度升高。收缩压一般不受影响，由于外周血管扩张、血液稀释及胎盘形成动静脉短路等原因，舒张压轻度降低，从而脉压增大。孕妇体位影响血压，坐位稍高于仰卧位。孕妇若长时间处于仰卧位姿势，能引起回心血量减少，心排血量减少，出现血压下降，称为仰卧位低血压综合征。

五、泌尿系统的变化

妊娠期间，肾脏会有一定程度的增大。在妊娠早期，肾小球滤过率（GFR）和肾血浆流量（RPF）开始逐渐增加。到了妊娠中期，GFR 会增加约 50%，而 RPF 则会增加 35% 左右。由于 GFR 的增加，肾小管对葡萄糖的再吸收能力无法相应地提高，约 15% 的孕妇在餐后可能会出现生理性糖尿的现象。

六、消化系统的变化

受大量雌激素影响，妊娠期间牙龈充血、水肿，易出血。受孕激素影响，妊娠期间胃肠平滑肌张力下降，贲门括约肌松弛，胃内酸性内容物可逆流至食管下部产生胃灼热感。胃酸及胃蛋白酶分泌减少，胃排空时间延长，易有上腹部饱胀感。肠蠕动减少，粪便在结肠停留时间延长易患便秘，常引起痔疮或使原有痔疮加重。妊娠期肝脏大小无变化，肝功能无明显变化。胆囊收缩减弱，胆管平滑肌松弛，胆囊排空时间延长，胆汁稍黏稠，致使胆汁淤积，易诱发胆囊炎及胆石症。

七、呼吸系统的变化

妊娠期肋骨向外扩展、肋膈角增宽。胸廓横径及前后径增加可使周径增大。妊娠晚期子宫增大，可使膈肌升高，活动幅度减少，但因胸廓活动相应增加，以胸式呼吸为主，气体交换仍保持不变。呼吸次数变化不大，每分钟不超过 20 次，但呼吸较深。妊娠期肺功能的变化主要有：①肺活量无明显改变。②通气量每分钟约增加 40%，潮气量约增加 39%。③残气量约减少 20%。④肺泡换气量约增加 65%。⑤上呼吸道（鼻、咽、气管）黏膜增厚，轻度充血、水肿，易发生上呼吸道感染。

八、内分泌系统的变化

（一）垂体

妊娠期垂体稍增大，妊娠末期腺垂体增大明显。嗜酸细胞肥大、增多，形成"妊娠细胞"。促性腺激素（Gn）在妊娠早期，大量雌、孕激素对下丘脑及腺垂体的负反馈作用使 FSH 及 LH 分泌减少，故妊娠期间卵巢内的卵泡不再发育成熟，即无排卵。催乳激素（PRL）自妊娠 7 周开始增多，随妊娠进展逐渐增加，分娩前达峰值约为 150μg/L，为非妊娠女性的 10 倍。PRL 可促进乳房发育，为产后泌乳做准备。分娩后若不哺乳，于产后 3 周内降到非妊娠时的水平，哺乳者在产后 3~4 个月后降至妊娠前水平。

（二）肾上腺

皮质醇为糖皮质激素。因妊娠期雌激素大量增加，使中层束状带分泌皮质醇增加3倍，进入血液循环后，75%与球蛋白结合，15%与白蛋白结合，仅有约10%的游离皮质醇起作用，故孕妇并无肾上腺皮质功能亢进表现。醛固酮为盐皮质激素。妊娠期间醛固酮水平升高4倍。但仅有30%~40%为有活性作用的游离醛固酮，不致引起过多的水钠潴留。睾酮内层网状带分泌睾酮略有增加，可使孕妇阴毛及腋毛增多、增粗。

（三）甲状腺

妊娠期间甲状腺组织增生及血管增多，甲状腺呈中度增大。大量雌激素使肝脏产生的甲状腺素结合球蛋白（TBG）增加2~3倍，血中甲状腺激素水平虽升高，但游离甲状腺激素水平并无升高，故孕妇无甲状腺功能亢进表现。孕妇及胎儿体内的促甲状腺激素均不能通过胎盘，故孕妇及胎儿各自负责自身甲状腺功能的调节。

（四）甲状旁腺

妊娠早期孕妇血清中甲状旁腺素水平降低，随妊娠进展，血容量和肾小球滤过率的增加及钙的胎儿运输可导致孕妇钙浓度缓慢降低，致使甲状旁腺素在妊娠中晚期逐渐升高。

九、新陈代谢的变化

（一）体重

妊娠12周前无明显变化。自妊娠13周起平均每周增加不超过350g，直至妊娠足月时体重约增加12.5kg。

（二）碳水化合物代谢

妊娠期间胰岛功能旺盛，胰岛素分泌增多，血中胰岛素增加，致使孕妇空腹血糖稍低于非孕妇，糖耐量试验血糖增高幅度大且恢复延迟。妊娠期间注射胰岛素后，降血糖效果不如非妊娠女性，提示靶细胞有拮抗胰岛素功能或因胎盘产生胰岛素酶而破坏胰岛素，故妊娠期间胰岛素需要量增多。

（三）脂肪代谢

妊娠期间肠道吸收脂肪能力增强，血脂增高50%，母体脂肪储备较多。因妊娠期能量消耗多，糖原储备减少，遇能量消耗过多时，体内动用大量脂肪，使血中酮体增加，易发生酮血症。孕妇尿中出现酮体，多见于妊娠剧吐，或产妇因产程过长、能量过度消耗而糖原储备量相对减少之时。

（四）蛋白质代谢

妊娠期女性处于正氮平衡状态，对蛋白质的需要量增加。母体储备的蛋白质，除供给胎儿生长发育及子宫、乳房增大的需要外，还为分娩期消耗做准备。

(五)矿物质代谢

胎儿生长发育需要大量的钙、磷、铁。胎儿骨骼及胎盘的形成需要较多的钙,妊娠中、晚期应注意补充钙剂。胎儿造血及酶合成需要较多的铁,故应于妊娠中、晚期补充铁剂,以防止孕妇及胎儿发生缺铁性贫血。

(六)基础代谢率

妊娠早期稍下降,妊娠中晚期逐渐升高,至妊娠晚期可增高15%~20%。

十、皮肤的变化

(一)色素沉着

孕妇腺垂体分泌促黑素细胞素增加,且雌、孕激素有黑色素细胞刺激效应,故皮肤色素沉着,如面颊、乳头、乳晕、腹白线及外阴等处。在面颊可呈不规则的褐色斑块或呈蝶形分布,习称妊娠黄褐斑,分娩后可渐减退。

(二)妊娠纹

妊娠期肾上腺皮质激素分泌增多,引起弹力纤维变性,加之增大的子宫使腹壁皮肤张力加大,使弹力纤维断裂,孕妇腹部皮肤可出现不规则平行裂纹,呈淡红色或紫褐色,称为妊娠纹,见于初产妇。产后,妊娠纹逐渐退变为银白色,持久不消退。

第五节 早期妊娠的诊断

根据不同的妊娠阶段,妊娠诊断可分为早期妊娠诊断和中、晚期妊娠诊断。早期妊娠诊断的目的主要是明确妊娠是否存在、妊娠时间、妊娠囊发育状况及排除异位妊娠。中、晚期妊娠诊断则注重胎儿的发育状况、畸形筛查、胎产式、胎方位等。临床上通过病史、体格检查、辅助实验室检查和超声检查等来进行妊娠诊断。

早期妊娠主要通过症状、体征、实验室检查和超声检查进行诊断,超声检查是诊断早孕和判断孕龄最快速准确的方法。早孕期动态监测人绒毛膜促性腺激素(hCG)上升水平有助于判断胚胎是否能够存活及是否宫内妊娠。hCG水平未倍增提示异位妊娠或自然流产。

一、症状与体征

对病史的询问和详细的体格检查是妊娠诊断的基础。在采集病史时,必须详细询问患者的月经史,包括月经周期、经期、末次月经来潮日期、经量和持续时间等。应注意某些因素会影响对早期妊娠的诊断,如月经不规律、避孕、末次月经不典型、不规则阴道出血等。根据对早期妊娠女性的观察,高达25%的女性会出现阴道出血,这一症状可能会影响早期妊娠的诊断。早期妊娠的典型临床表现如下。

（一）停经

育龄女性，平时月经规则，如月经过期 10 日以上，应考虑妊娠可能，进行常规尿妊娠试验。应当注意的是，对于围绝经期女性，如出现月经过期情况，也应当考虑到妊娠的可能。另外，某些情况下（如内分泌疾病、哺乳期、服用口服避孕药等药物）女性可能在月经本来就不规则、稀发甚至无月经来潮的情况下发生妊娠，均应首先进行妊娠试验，明确是否妊娠后再进行后续检查和治疗。

（二）早孕反应

1/2 以上的女性在妊娠 6 周左右开始出现食欲缺乏、偏食、恶心、晨起呕吐、头晕、乏力、嗜睡等症状，此为早孕反应。可能与血清 hCG 水平升高、胃肠道功能紊乱、胃酸分泌减少等有关。症状严重程度和持续时间各异，多在妊娠 12 周后逐渐消失。严重者可持续数月，出现严重水、电解质紊乱和酮症酸中毒。对于末次月经不详的病例，早孕反应出现的时间可协助判断受孕时间。

（三）尿频

早期妊娠增大的子宫可能压迫膀胱或造成盆腔充血，产生尿频的症状，但不伴尿急、尿痛等尿路刺激症状，应与尿路感染相鉴别。随着子宫逐渐增大，一般在妊娠 12 周后，子宫会从盆腔升入腹腔，不再压迫膀胱，尿频症状多会逐渐缓解或消失。通常在临产前，当先露入盆压迫膀胱时，尿频症状会再次出现。

（四）乳房胀痛

妊娠后由于雌激素、孕激素、垂体泌乳素等妊娠相关激素的共同作用，乳腺管和腺泡增生，脂肪沉积，进而乳腺增大。孕妇自觉乳房胀痛、麻刺感，查体可见乳头、乳晕着色变深，乳头增大且易勃起。乳晕内皮脂腺肥大形成散在结节状小隆起，即蒙氏结节。

（五）妇科检查

双合诊可及子宫增大、变软。随着妊娠进展，子宫体积逐渐增大，妊娠 8 周时子宫增大至未妊娠时的 2 倍；妊娠 12 周时子宫体积为未妊娠时的 3 倍，超出盆腔，可在耻骨联合上方触及。妊娠 6 周左右，由于宫颈峡部极软，双合诊时感觉宫颈与宫体似乎不相连，称为黑加征（Hegar sign）。妊娠 8~10 周时，由于子宫充血，阴道窥视可见宫颈充血、变软，呈紫蓝色，此为 Chadwick 征。

二、辅助检查

目前，随着许多实验室检查和超声检查的广泛应用，医生常可在上述症状与体征出现前就做出妊娠诊断。

（一）实验室检查

许多激素可用于妊娠的诊断和检测，最常用的是人绒毛膜促性腺激素β亚单位（β-hCG）。其他还包括孕酮和早孕因子（early pregnancy factor，EPF）。另外，妊娠期间，滋养细胞分泌多种激素和生物活性物质，如促皮质激素释放激素、人胎盘泌乳素、抑制素、激活素、转化生长因子-β、胰岛素样生长因子-Ⅰ、胰岛素样生长因子-Ⅱ、表皮生长因子、妊娠特异性 $β_1$-糖蛋白、胎盘蛋白-5 及妊娠相关血浆蛋白-A、促性腺激素释放激素、胎盘生长激素等。

1. β-hCG 由于 hCG 的 α 亚基与 LH 的 α 亚基结构相同，为避免检测抗体与 LH 发生交叉反应，临床通常测定具有特异性的 hCG-β 亚基（β-hCG）。hCG 由卵裂球合体层分泌。受精第 2 日在细胞的卵裂球中即可检测到 hCG mRNA。直到受精后第 8~10 日胚胎种植，与子宫建立血管交通后才能在孕妇血清和尿液中检测到 hCG，hCG 水平在妊娠 8~10 周达到峰值，且峰值状态维持约 10 日。个体间每个孕周的正常 hCG 水平范围较大，因此我们无法根据 hCG 水平来估计孕龄。目前最为常用的检测方法是放射免疫法，受孕后 10~18 日即可检测阳性。有研究报道，妊娠早期可存活宫内妊娠的血清 hCG 平均翻倍时间范围为 1.4~2.1 日。

2. 孕酮 血清孕酮水平测定对判断异常早期妊娠有一定帮助。孕酮由卵巢黄体产生分泌，正常妊娠刺激黄体孕酮的分泌。故检查血清孕酮水平可用于判断妊娠的结局。当血清孕酮含量超过 15ng/ml 时，异位妊娠可能性较小。当血清孕酮水平高于 25ng/ml（>79.5nmol/L）时，宫内妊娠活胎的可能性极大（敏感度为 97.5%）。相反，如果血清孕酮水平低于 5ng/ml（<15.9nmol/L），可诊断为胚胎无存活可能（敏感度为 100%）。此时应对患者进行进一步检查，明确是宫内妊娠难免流产或异位妊娠。如果血清孕酮水平在 5~25ng/ml，应采用其他辅助检查方法，如超声、其他妊娠相关激素、连续激素测定等，以判断妊娠情况。

3. 早孕因子（EPF） 是一种自受孕后早期即可从母体血清分离出来的免疫抑制蛋白，是受精后最早能够检测到的标志物之一。受精后 36~48 小时即可从母体血清中检测出来，在早孕早期达到峰值，足月时几乎检测不出。成功的体外受精胚胎移植后 48 小时也可检测到 EPF。分娩、终止宫内妊娠或异位妊娠 24 小时后 EPF 检测为阴性。由于 EPF 分子分离尚较困难，检测方法还不成熟，目前临床使用还存在限制。但其能够在胚胎受精后、种植之前被检测出来，因此可能是将来早期妊娠诊断的精确有效方法。

（二）超声检查

超声检查是诊断早孕和判断孕龄最快速准确的方法。经腹壁超声最早能在末次月经后 6 周观察到妊娠囊。阴道超声可较腹壁超声提早 10 日左右，即在末次月经后 4 周即能观察到 1~2mm 的妊娠囊。

正常早期妊娠的超声检查首先能观察到的是妊娠囊，为宫内圆形或椭圆形回声减低结构，双环征为早期妊娠囊的重要特征。关于双环征的成因，有学者认为是迅速增长的内层细胞滋养层细胞和外层合体滋养层，也有学者认为内环绝大多数由强回声的球形绒毛组成，包绕妊娠囊外层的低回声环则可能为周围的蜕膜组织。随着妊娠的进展，妊娠囊逐渐增大，内层强回声环逐渐厚薄不均，底蜕膜处逐渐增厚，形成胎盘。强回声环其余部分逐渐变薄，形成胎膜的一部分。

末次月经后 5~6 周阴道超声可见卵黄囊,为亮回声环状结构,中间为无回声区,位于妊娠囊内。卵黄囊是宫内妊娠的标志,它的出现可排除宫外妊娠时的宫内假妊娠囊。卵黄囊直径为 3~8mm,停经 10 周时开始消失,12 周后完全消失。妊娠囊直径大于 20mm 却未见卵黄囊或胎儿时,可能为孕卵枯萎。

阴道超声在停经 5 周时可观察到胎芽,胎芽径线超过 2mm 时常能见到原始心血管搏动。6.5 周时胎芽头臀长(crown-rump length,CRL)约与卵黄囊径线相等,7 周时能分出头尾,8 周时肢芽冒出。妊娠 5~8 周,可根据妊娠囊径线推断孕龄;妊娠 6~18 周,根据头臀长推断孕龄;妊娠 11~14 周,可准确测量颈部透明带。颈部透明带的厚度联合血清标志物检查是筛查胎儿染色体非整倍体的重要方法。

在多胎妊娠中,妊娠早期超声检查对于发现双胎或多胎妊娠至关重要。通过超声观察绒毛膜囊和羊膜囊的个数,可以帮助判断多胎妊娠是单卵双胎还是双卵双胎。

(三)其他检查方法

1. 基础体温(BBT) 为双相型,体温升高后持续 18 日不下降,早孕可能性大;持续 3 周不降者,应考虑早孕。

2. 宫颈黏液检查 孕激素可使基础体温升高,宫颈黏液中的水和盐类成分减少,蛋白含量增加,导致宫颈黏液黏稠度明显增加,形成宫颈黏液栓。涂片镜检可见排列成行的椭圆体,无羊齿状结晶。

3. 超声多普勒检查 最早在妊娠 7 周时可通过超声多普勒检查听到脐带杂音,随着妊娠进展,在增大的子宫区域可听到有节律的单一高调胎心音,胎心率为 150~160 次/分。

4. 黄体酮试验 对可疑早孕女性给予每日黄体酮 20mg 肌内注射或地屈孕酮片 10mg 口服,每日 2 次,连续 3~5 日。停药后 2~7 日有阴道出血者,提示体内有一定雌激素作用,可排除妊娠。停药后无月经来潮者,妊娠可能性较大。

(四)居家妊娠检测

目前有至少 25 种市售居家妊娠检测试纸。其原理多为免疫检测,尿液 hCG 检测敏感度在 25~100mIU/ml。通常建议在月经过期 7 日后进行居家妊娠检测。需要注意的是,在此期间尿液 hCG 水平不同个体差异极大,变化幅度从 12mIU/ml 到大于 2500mIU/ml。在月经过期后的第 2 周尿液 hCG 水平也同样有极大的个体差异,从 13mIU/ml 到大于 6000mIU/ml。因此,在月经过期的头 2 周内,由于居家妊娠检测敏感度的限制,可能有一部分人因检测结果为假阴性而被漏诊。

第六节 中医对妊娠的认识

一、肾与妊娠生理

《素问·奇病论》曰:"胞络者,系于肾。"肾为先天之本,肾主藏精、主生殖。肾主封藏,主要体现在藏精、纳气、主水、固胎;肾主生殖,主要体现在肾能够化生天癸,促进生殖器官发育，促进和维持生殖功能。《灵枢·经脉》云：肾足少阴之脉，"上股内后廉，贯脊属肾络膀胱"，与任脉交会于"关元"。足少阴经脉从横骨至幽门共11个穴位与冲脉脉气相通。《素问·奇病论》说："胞络者，系于肾。"可见，肾通过足少阴经脉与冲、任、督三脉相连，进而与胞宫发生联系。在功能上，肾藏精、主生殖，为先天之本，元气之根，内寓元阴元阳。《素问·金匮真言论》说："夫精者，身之本也。"先天之精是构成人体的基本物质，后世称为元阴、元阳或元精。所谓"元"，即最初始、最根本之意，亦为人身最重要的精微物质。后天之精包括五脏六腑之精，肾精能生血，血能养精，即肝肾同源，精血互生，为女性生殖生理提供物质基础。肾为天癸之源，冲任之本。肾主骨、生髓，脑为髓海，为"元神之府"，肾脑相通，共同主宰女性生殖生理。可见，肾在生殖生理中的重要性是其他任何一脏所不能替代的，肾对女性生殖生理功能及月经产生具有主导作用。

（一）肾的生理功能

1. 肾主藏精，主生长发育生殖与脏腑气化

（1）肾藏精：指肾具有贮存、封藏精的生理功能。精，是构成人体和维持人体生命活动的最基本物质，是生命之本原，是脏腑形体官窍功能活动的物质基础。肾藏的精包括先天之精和后天之精，《素问·六节藏象论》说："肾者，主蛰封藏之本，精之处也。"

（2）主生长发育与生殖：指肾精、肾气促进机体生长发育与生殖功能成熟的作用。《素问·上古天真论》记述了肾气由稚嫩到充盛，由充盛到衰少继而耗竭的演变过程，说："女子七岁，肾气盛，齿更，发长；二七而天癸至，任脉通，太冲脉盛，月事以时下，故有子；三七，肾气平均，故真牙生而长极；四七，筋骨坚，发长极，身体盛壮；五七，阳明脉衰，面始焦，发始堕；六七，三阳脉衰于上，面皆焦，发始白；七七，任脉虚，太冲脉衰少，天癸竭，地道不通，故形坏而无子也。丈夫八岁，肾气实，发长齿更；二八，肾气盛，天癸至，精气溢泻，阴阳和，故能有子；三八，肾气平均，筋骨劲强，故真牙生而长极；四八，筋骨隆盛，肌肉满壮；五八，肾气衰，发堕齿槁；六八，阳气衰竭于上，面焦，发鬓颁白；七八，肝气衰，筋不能动，天癸竭，精少，肾脏衰，形体皆极；八八，则齿发去。"

2. 肾精、肾气、肾阴、肾阳的生理作用 肾精、肾气及其所含的肾阴、肾阳称为机体生命活动的根本，肾阴肾阳又称为"五脏阴阳之本"。生理上，肾之精、气、阴、阳与他脏之精、气、阴、阳之间，存在着相互资助和相互为用的动态关系。病理上，两者也相互影响。各脏之精、气、阴、阳不足，最终必然会累及到肾，故有"久病及肾"之说。

（1）肾精：决定人的生长发育与生殖，化髓充骨通脑。张景岳云："凡阴阳合而万物成，无不先从精始。"精是形成生命的基本物质，精藏于肾中。先天与后天之精藏于肾，具有促进人体生长、发育，推动脏腑功能活动的作用，肾中之精是生命活动的源泉和原动力。肾中所藏生殖之精在未生之时是成形生神的基础，所以肾是"两神相搏，合而成形"到分娩整个阶段的根本原动力。正因为肾中之精是形成生命的根本物质，是生命之源，故称肾为先天之本。从受精前后划分，受精前为先天，那么父母肾中所藏的生殖之精确实是子代的先天之本，父母之肾所藏的生殖之精也成为子代起源的根本。

（2）肾气：推动和调控人体生长发育与生殖。肾气盛则天癸至，天癸能使任脉通，冲脉盛，月事以时下，阴阳和而能有子。

(3) 肾阴：凉润、宁静、抑制的作用。

(4) 肾阳：温煦、推动、兴奋的作用。

(二) 妊娠生理

中医中"妊娠"又称"重身""怀子""有子""有身""有躯"等，指从受孕至分娩的过程。中医学认为妊娠的机制是：肾气充盛，天癸成熟，任通冲盛，交之以时，两精相搏，乃成胎孕。《灵枢·本神》说："两精相搏谓之神"，"两精"即男女双方生殖之精。《灵枢·决气》云："两神相搏，合而成形，常先身生，是谓精"，提出了先天之精的概念。这些都说明，古人对构成胎孕生理过程的必备条件已有认识，男子必须精气溢泄，女子必须月经调畅。另外，受孕还需有适合的时机，《证治准绳·胎前门》中有语："凡妇人一月经行一度，必有一日氤氲之候，于一时辰间，气蒸而热，昏而闷，有欲交接不可忍之状，此的候也。于此时逆而取之则成丹，顺而施之，则成胎矣。"这里所讲的"氤氲之时"，相当于西医学之排卵期，是受孕的良机。其过程中医医家阐述为："人始生，先成精，精成而脑髓生，骨为干，脉为营，筋为刚，肉为墙，皮肤坚而毛发长。""妊娠一月始胚，二月始膏，三月始胞，四月形体成，五月能动，六月筋骨立，七月毛发生，八月脏腑具，九月谷气入胃，十月诸神备，日满即产矣。"妊娠早期，阴血聚下养胎，冲脉气盛上逆，胃失和降。"血感不足，气易偏盛"；妊娠3个月后，六脉平和滑利，按之不绝，尺脉尤盛。

1. 妊娠生理特点　妊娠期间胞宫行使藏而不泻功能，月经停闭。脏腑、经络之血下注冲任胞宫以养元，因此妊娠期间孕妇机体可出现"血感不足，气易偏盛"的生理特点。

2. 妊娠临床表现　妊娠初期，即妊娠3个月以内，由于血聚于下，冲脉气盛，易夹胃气及肝气上逆，出现饮食偏嗜、恶心呕吐、晨起头晕、倦怠乏力等现象，一般不影响生活和工作，妊娠3个月后多自然消失。随妊娠月份的增加，孕妇乳房增大隆起，乳头、乳晕着色，妊娠中期白带可稍增多。妊娠4～5个月，孕妇可自觉胎动，小腹逐渐膨隆，面部出现褐色斑、腹壁妊娠纹等现象。妊娠6个月后，胎儿增大，易阻滞气机，水道不利，出现轻度肿胀。妊娠末期，由于胎儿先露部压迫膀胱与直肠，可见小便频数、大便秘结等现象。

3. 妊娠脉象　妊娠期六脉平和滑利，按之不绝，尺脉尤甚。《素问·阴阳别论》指出："阴搏阳别，谓之有子。"王冰注释为："阴，谓尺中也；搏，谓搏触于手也。尺脉搏击，与寸脉殊别，阳气挺然，则有妊之兆也。"《脉经·平妊娠分别男女将产诸证》说："尺中肾脉也，尺之脉，按之不绝，法妊娠也。"因尺脉属肾，胞络系于肾，妊娠后肾气旺盛，故尺脉按之不绝。《金匮要略·妇人妊娠病脉证并治》说：妊娠60日，"妇人得平脉，阴脉小弱"。《备急千金要方》说："妊娠初时寸微小，呼吸五至，三月而尺数也。"

(三) 肾与妊娠生理的关系

女性具有不同于男子的生殖脏器胞宫，当进入青春期后胞宫逐渐发育成熟，具备了产生月经和孕育胎儿的功能，并具有泌带液、促分娩、排恶露等功能。胞宫为奇恒之腑，与腑无表里配属的关系，不能直接接受脏腑化生的气血，只能通过奇经中起源于胞宫的冲、任、督三脉与十二正经相交会，与脏腑间接发生联系，从而使脏腑化生的气血供养胞宫，使胞宫有生殖能力。清代徐灵胎的《医学源流论》曰："凡治妇人，必先明冲任之脉……

冲任脉皆起于胞中，上循背里，为经脉之海，此皆血之所从生，而胎之所由系，明于冲任之故，则本源洞悉，而后其所生之病，千条万绪，可以知其所从起。"肾为天癸之源，冲任之本。肾气盛则天癸至，天癸能使任脉通，冲脉盛，月事以时下，阴阳和而能有子。肾主骨、生髓，脑为髓海，为"元神之府"，肾脑相通，共同主宰女性生殖生理。可见，肾在生殖生理中的重要性是其他任何一脏所不能替代的，肾对女性生殖生理功能及月经产生具有主导作用。

天癸是促进人体生长、发育和生殖的一种阴精，男女皆有，它来源于先天，禀受于父母，藏之于肾，受肾中精气资助，赖后天水谷精微滋养，在人体生长发育过程中逐渐成熟，至肾气全盛之后始能泌至体内，促使每月行经。随着年龄增长、肾气虚衰，天癸逐渐耗竭则绝经，即肾气主宰天癸的泌至与竭止，天癸决定月经的来潮与停闭。"天癸"一词最早出自《黄帝内经》，马玄台注释说："天癸者，阴精也，盖肾属水，癸亦属水，由先天之气蓄极而生，故谓阴精为天癸也。"天癸的生理作用在于天癸至则"月事以时下，故有子"，天癸竭则"地道不通，故形坏而无子"，说明天癸是产生月经和孕育胎儿的重要物质。在女性的生育期，天癸始终存在，并对冲、任、胞宫发挥作用。

二、肾与妊娠病理

《素问·奇病论》曰："胞络者系于肾"，认识到妊娠与"肾"关系密切，并且提出"有故无殒，亦无殒也"及"大积大聚，其可犯也，衰其大半而止，过者死"的妊娠期用药原则，认识到"肾"在安胎中的重要作用，"母之肾脏系于胎，是母之真气，子之所赖也"。

《女科经纶·嗣育门》云："胎荣之系于脾，犹蛊之系于梁也。若栋柱不固，栋梁必挠。所以安胎先固两肾，使肾中和暖，始脾有生气……殊不知两肾中其水火之源、冲任之根，胎元之所系甚要，非白术、黄芩之所能安也。如肾中无水胎不安，用六味地黄丸壮水；肾中无火，用八味地黄益火。"提出补肾安胎的思想，主张使用大补大温之剂安胎。

《女科要旨·胎前》云："命门为男子藏精、女子系胞之所，胎孕系于命门，命门之火，即是元气，以此养胎，故有日长之势。惟用大补大温之剂，令子宫常得暖气，则胎自日长而有成。"

《傅青主女科》认为胎漏、胎动不安与肾水、肾阳亏虚、脾胃虚弱、气血亏虚、肝气郁结、肝血亏虚、肝火妄行有关，病位责之肾、肝、脾。

《医学衷中参西录》记载的寿胎丸治疗滑胎，现被广泛用于先兆流产的保胎治疗。张锡纯从肾论治，自拟寿胎丸以补肾安胎，认为"胎得其养，全在温度适宜，过凉之药，固不可以保胎，即药过于热，亦非所以保胎也"。

三、现代医家对肾与妊娠病理的认识

现代医家对流产的认识基于前人的基础，并进行了发展。夏桂成教授认为流产与肾气、肾阴、肾阳亏虚为主，兼夹脾气虚、血瘀、血热。哈荔田教授认为早期先兆流产辨证属脾肾、气血亏虚，冲任不固，治疗以补脾肾、调补气血冲任为主。张晋峰教授以心、脾、肾立论先兆流产，认为肾虚是主要病机，脾肾两虚、心肾不交、血热、血瘀也可导致先兆流产的发生，治疗上以寿胎丸为基础，酌加健脾、养血药物以安胎。还有学者认为合并子宫内血肿型先兆流产的病变之本在于肾虚，肾虚日久导致血瘀，瘀血阻碍肾中精气的生成，肾虚与血瘀相互影响，导致胞胎失去濡养，治疗上采用补肾安胎，活血祛瘀，病症结合之法。

第七节 妊娠并发症

正常妊娠时，胚胎着床在宫腔的适当部位，并继续生长发育，至足月时临产分娩。若胚胎种植于宫腔以外，或胚胎或胎儿在宫内生长发育的时间过短，或母体出现各种妊娠特有的脏器损害，即为妊娠并发症。流产为妊娠并发症之一。胚胎或胎儿尚未具有生存能力而妊娠终止者，称为流产。自然流产属流产的一种类型。按自然流产发展的不同阶段，可分为先兆流产、难免流产、不全流产、完全流产、复发性流产等。发生在月经期前的流产，也称生化妊娠。

一、先兆流产

先兆流产（threatened abortion）是指妊娠 28 周前先出现少量阴道流血，常为暗红色或血性白带，无妊娠物排出，随后出现阵发性下腹痛或腰背痛。妇科检查宫颈口未开，胎膜未破，子宫大小与停经周数相符。经休息及治疗后症状消失，可继续妊娠；若阴道流血量增多或下腹痛加剧，可发展为难免流产。

先兆流产可分为 2 种类型，早期先兆流产发生在妊娠 12 周前，晚期先兆流产发生在 13～28 周。先兆流产可归属中医学"胎漏""胎动不安"等范畴。"胎动不安"之名最早见于《诸病源候论》，虽将"妊娠漏胞候"与"妊娠胎动候"分列，但未指出"胎漏"与"胎动不安"的症状区别。到明代的《济阴纲目》才明确了胎漏与胎动不安的症状异同，即胎动、胎漏皆下血，而不同之处在于胎动有腹痛，胎漏无腹痛。

二、完全流产

完全流产（complete abortion）是指妊娠物已完全排出，阴道流血逐渐停止，腹痛逐渐消失。妇科检查宫颈口已关闭，子宫接近正常大小。本病可归属中医学"堕胎""小产""暗产"范畴。一般由先兆流产发展而来，先兆流产安胎失败，流产不可避免，则发展为难免流产。

三、不全流产

不全流产（incomplete abortion）是指难免流产继续发展，部分妊娠物排出宫腔，还有部分残留于宫腔内或嵌顿于宫颈口，影响子宫收缩，导致出血，甚至发生休克。妇科检查见宫颈口已扩张，宫颈口有妊娠物堵塞及持续性血液流出，子宫小于停经周数。在汉代《金匮要略》中载有"半产"之名。

四、稽留流产

稽留流产（missed abortion，MA）又称过期流产，是指胚胎或胎儿已死亡滞留宫腔内未能及时自然排出者。表现为早孕反应消失，有先兆流产症状或无任何症状，子宫不再增大反而缩小。若已到中期妊娠，孕妇腹部不见增大，胎动消失。妇科检查宫颈口未开，子宫较停经周数小，质地不软，未闻及胎心。本病属于中医学"胎死不下""子死腹中""胎死腹中"范畴。

五、复发性流产

复发性流产（recurrent spontaneous abortion，RSA）是指与同一性伴侣连续发生3次及以上的自然流产。复发性流产大多数为早期流产，少数为晚期流产。虽然复发性流产的定义为连续3次或以上，但大多数专家认为连续发生2次流产即应重视并予以评估，因为其再次流产的风险与3次者相近。本病属于中医学"滑胎"范畴，首见于《诸病源候论·妊娠数堕胎候》："若血气虚损者，子脏为风冷所居，则血气不足，故不能养胎，所以致胎数堕，候其妊娠，而恒腰痛者，喜堕胎也。"《医宗金鉴·妇科心法要诀》认为，"无故而胎自堕，至下次受孕亦复如是"，以"屡孕屡堕""应期而堕"为其特点。"滑胎"病名则始见于《医宗金鉴·妇科心法要诀》，曰："数数堕胎，则谓之滑胎。"

第二章 中医对复发性流产的认识

第一节 中医对病名的认识

一、中医对滑胎的认识

古代文献中有关滑胎的定义有两种，一种是以表示令胎滑易产的一种催生方法，如《三因极一病证方论》曰："凡怀妊已满十月，形体成就，神识咸备，分气趣产，宜服滑胎汤药。"

《普济本事方》曰："滑胎，枳壳散。"滑胎在明代以前最初含义是指胎儿滑利易产的方法，而非病名，如隋代巢元方在《诸病源候论·妊娠候》中曰："妊娠十月，五脏俱备，六腑齐通，纳天地气于丹田，故使关节人神咸备，然可修滑胎方法"，可见指的是动产的方法。

将滑胎作为妇科一个疾病名称始于清代，叶天士率先将滑胎作为独立疾病记载于所著《叶氏女科证治》，首次将屡孕屡堕命名为"滑胎"。清代吴谦在《医宗金鉴·胎不安小产堕胎总括》中明确提出滑胎具有堕胎或小产应期而下的特点，曰："若怀胎三五七月无故而胎自堕者，至下次受孕亦复如是，数数堕胎则谓之滑胎"。

《景岳全书·妇人规》对滑胎的记载为："妊娠滑胎之法，惟欲其坐草之期易而且速，而难易之由，则在血之盈虚，不在药之滑利。盖血多则润而产必易，血亏则涩而产必难，故于未产之前，但宜以培养气血为主，而预为之地，如四物汤、滑胎煎、五福饮、小营煎、八珍汤之类，即皆滑胎之要药。若不知此而过用滑利等物，或产期未近，无火无滞而妄用清火行气，沉降苦寒等药，必皆暗残营气，走泄真阴，多致血亏气陷，反为临期大害。若果肥盛气实者，则紫苏饮、保生无忧散、滑胎枳壳散之类，皆可择用"；对数堕胎的记载为："夫胎以阳生阴长，气行血随，营卫调和，则及期而产。若或滋养之机少有间断，则源流不继而胎不固矣。譬之种植者，津液一有不到，则枝枯而果落，藤萎而花坠"。

《女科百问》首次提出滑胎的特点为如期而堕，"妊娠三月，曾经堕胎，至其月日复堕。"《丹溪治法心要》提出滑胎有孕至三月而堕的特点，"一妇人但有孕，至三个月左右必堕。"

二、中医对数堕胎的认识

古代文献中滑胎的另一个定义为多次堕胎。如隋代巢元方《诸病源候论》提出的数堕胎与现代的滑胎概念类似："若血气虚损者……故不能养胎,所以致胎数堕"。

《妇人大全良方》中有数堕胎的说法,直至清代才将滑胎作为数堕胎的病名。

《医宗金鉴·妇科心法要诀》曰："数数堕胎,则谓之滑胎。"《圣济总录》提出其另一特点为屡孕屡堕:"故每有妊则数致伤堕也。"

《女科证治准绳》曰:"阳施阴化,胎孕乃成,血气虚损不足营养,其胎自堕。或劳怒伤情,内火便动,亦能堕胎。推原其本,皆因于热火能消物,造化自然。《病源》乃谓风冷伤于子脏而堕,此未得病情者也。"

三、中医对胎漏的认识

《验方新编·妇人科胎前门》:"漏胎者,谓既有孕而复下血也。女子之血,在上为乳汁,在下为经水,一朝有孕,而乳汁经水俱不行者,聚之子宫以养胎也。今胎漏下则是气虚血虚,胞中有热,下元不固也。"

四、中医对流产的认识

《医学衷中参西录》始出现流产病名,曰:"或流产,或不流产,不尽关于妊妇身体之强弱,实兼视所受之胎善吸取其母之气化否也",提出流产不仅仅是母体因素影响,更重要的是胞胎吸收母体营养的能力,治疗方面重视"菟丝子"一味,其曰:"愚于千百味药中,得一最善治流产之药,乃菟丝子是也",且推崇寿胎丸的功效,认为:"此乃于最易流产者屡次用之皆效"。

《寿世保元》中明确了正常妊娠与流产的区别,即:大产,如栗熟自脱。小产,如生采之,破其皮壳,断其根蒂也。

第二节　中医对滑胎病因病机的认识

关于滑胎的病因病机,历代医家也有较为详细的论述。诸多古代医家均认为只有母体气血阴阳和调,精、血、气、津充足,适当避除外界邪气,才是胎儿如期发育、安固成长的前提,将其病因归为先天禀赋不足,后天气血不充。滑胎以气血不足、气血失调或气血损伤为主,另有劳伤、情志所伤,跌仆碰撞等外伤或多种因素杂合而致冲任不固,兼有夹瘀血阻滞、跌伤闪仆、冲任不固等致胎失所养,甚或殒堕。朱丹溪认为,阳施阴化,胎孕乃成。血气虚损,不足荣养,其胎自堕。譬如枝枯则果落,藤萎则花坠。又有劳恐伤情,内火便动,亦能堕胎。譬如风撼其木,人折其枝也。有妇经住,或成形未具,其胎必堕。察其性急多怒,色黑气实,此相火太盛,不能生气化胎,反食气伤精故也。丹溪又曰:有妇经住三月后,尺脉或涩或微弱,其妇却无病,知是子宫真气不全,故阳不施,阴不化,精血虽凝，终不成形，至产血块，或产血胞也。惟脉洪盛者不堕。

《诸病源候论》提出："若其母有疾以动胎，治母则胎安；若其胎有不牢固，致动以病母者，治胎则母瘥"，揭示了本病的发生涉及母亲和胎儿双方面因素。纵览历代医家对滑胎病因病机的认识，可归纳为肾虚、气血两虚、脾肾虚损、血瘀和血热、情志、外伤等原因，导致冲任不调，胎元不固，进而引起流产。肾为先天之本，天癸之源，气血之根，主生长发育与生殖。肾藏精，其气盛，天癸泌至，冲任二脉通盛，精血方能注入胞宫，化为月经，胞宫才能孕育胎儿。所谓"两精相搏，合而成形"，肾精不足，胎元焉能安健。

《女科集略》又云："女子肾脉系于胎，是母之真气，子之所赖也，若肾气亏损，便不能固摄胎元，胞脉系于肾，胎儿全赖肾以系之，肾气不足，无以载之，易致滑胎，甚则屡孕屡堕。"滑胎的病机，以肾气亏损为主要原因，涉及脾、气血、冲任二脉的耗伤。肾气的盛衰不仅关系到能否孕而成胎，也关系到妊娠过程中胚胎能否健康发育直至生产。脾为后天之本，气血生化之源，胎儿形成于先天，养形则全赖后天。张乙畴云："脾为一身之津梁，主内外之气，而胎息运化之机，全赖脾土。"若脾虚血少，则胎失所养，胎自殒堕。傅青主曰："脾为后天，肾为先天，脾非先天之气不能化，肾非后天之气不能生，补肾而不补脾，则肾之精何以遽生也，是补后天之脾，正所以补先天之肾也；补先后二天之脾与肾，正所以固胞胎之气与血，脾肾可不均补乎！"

《医宗金鉴·妇科心法要诀·胎不安小产堕胎总括》提出："孕妇气血充足，形体壮实，则胎气安固，若冲任二经虚损，则胎不成实……无故而胎自堕，至下次受孕亦复如是，数数堕胎，则谓之滑胎，多因房劳太过，欲火煎熬。"

《景岳全书·妇人规》中言："凡妊娠之数见堕胎者，必以气脉亏损而然。而亏损之由，有禀质之素弱者，有年力之衰残者，有忧怒劳苦而困其精力者，有色欲不慎而盗损其生气者，此外如跌扑、饮食之类，皆能伤其气脉……况妇人肾以系胞，而腰为肾之府，故胎妊之妇最虑腰痛，痛甚则坠，不可不防……凡胎孕不固，无非气血损伤之病，盖气虚则提摄不固，血虚则灌溉不周，所以多致小产。"

《诸病源候论·妊娠数堕胎候》曰："阳施阴化，故得有胎，荣卫调和，则经养周足，故胎得安而能成长。若血气虚损者，子脏为风冷所居，则血气不足，故不能养胎，所以致胎数堕。候其妊娠而恒腰痛者，喜堕胎也"，提出了滑胎之病因系气血虚损，胎失所养而致。

滑胎不外乎肾脾亏虚、气血不足、瘀血内阻、血虚内热、跌仆闪挫等，尤以肾虚不固，脾失摄养为主要原因。早婚房事不节、色欲过度、堕胎、小产使精血暗耗，日久失荣，不能维系胎元、养胎固胎；忧思抑郁，饮食失调，劳倦过度损脾胃，肾为先天之根，脾为后天之本，肾虚根怯，脾虚本薄，女精不健，男精不壮，而致滑胎。

一、病因

（一）母体因素

肾以系胎，气以固胎，血以养胎，冲任固养胞胎，脾为气血生化之源，肝主藏血，冲任精气来源于肝肾，任何对以上脏腑气血产生不利影响的因素均可导致母体冲任损伤或胎元不固，从而发生复发性流产。

1. 劳逸过度 即过劳与过逸。古代医家认为滑胎的病因主要为过劳，过劳主要包括劳力过度、劳神过度、房劳，其中房劳与肾、胞宫等脏腑密切相关，对其论述颇多。劳力过度易耗伤精气；思虑过度则伤心脾，耗伤精血；房劳耗泄肾精，使肾精亏虚。《景岳全书·数堕胎》提出劳欲过度而损伤肾气，曰："有色欲不慎而盗损其生气者"。《医宗金鉴·妇科心法要诀》曰："多因房劳太过"，妊娠后血下聚以养胎，若过劳耗损经脉气血，则气血亏虚无以养胎导致堕胎。《诸病源候论·妊娠腰痛候》曰："肾主腰脚，因劳损伤动其经……多堕胎也。"清代柴得华在《妇科冰鉴·胎动不安堕胎小产滑胎》中说："苟或冲任虚损，劳役太过……或房劳而亏肾，此不安、堕胎、小产、滑胎所由出也。"腰为肾之府，膝为肾之络，若劳力过度、房劳，皆耗损精气太过，长期发展为肾虚，进而导致冲任虚损，胎元不固。房事不节、恣情纵欲者，可导致肾精亏损。精亏日久则无以气化，以致元气不足，最终精亏气衰，女子可发为流产。房劳与堕胎关系甚密，历代医家对其论述十分丰富，明代孙一奎的《赤水玄珠·妊娠数堕胎》曰："验今之堕胎者，苟非冲任之不足，必由色欲之纵恣，淫火一动，则摇撼其督脉，胞门亦由之而不闭，胎斯堕也。"这些记载皆指出，纵情房事使相火妄动，相火妄动则胎元不安而易堕。

2. 情志失调 情志太过或不及可导致气血失调，影响脏腑，进而诸疾丛生。宋代陈言的《三因极一病证方论·七气叙论》曾载："忧伤肺，其气聚，思伤脾，其气结，悲伤心胞，其气急，恐伤肾，其气怯，惊伤胆，其气乱"，明确提出七情过极使五脏气机升降失常，气病进而波及血，最终气血同病。明代徐春甫的《古今医统大全·郁七情之病故病郁者十有八九》引明代医家何伯斋论："郁为七情不舒，遂成郁结，既郁之久，变病多端。男子得之，或变为虚怯，或变嗝噎，气满腹胀等证；妇女得之，或为不月，或为堕胎，崩带虚劳等证。治法必能内养，然后郁开，按证调理"，认为因情志不舒而气郁，郁久可以导致多种疾病的发生，在女子则发为经带胎产类疾病。《格致余论·胎自堕论》曰："或劳怒伤情，内火便动，亦能堕胎。"《景岳全书·妇人规·数堕胎二六》曰："凡妊娠之数见堕胎者，必以气脉亏损而然。"宋代王衮在《博济方·大圣散》载："如或子脏虚冷，频频堕胎，及孕娠后，乖违将摄，因依成疾，并可服之。"《太平惠民和剂局方·紫石英圆》亦载："治妇人久冷无子及数经堕胎，皆因冲任之脉虚损，胞内宿寒疾病"，另载"诜诜圆"，可"治妇人冲任虚寒，胎孕不成，或多损堕"。可以看出，妇人因其他因素导致经脉气血损伤，影响冲任之脉或脏腑，正虚而感风寒之邪，或阳虚而生内寒，寒则血结，皆可发生气虚血凝等证。这一点宋代陈自明在《妇人大全良方·妊娠中风方论第一》论述道："夫四时八方之气，为风也……人体虚则中之……脏腑虚，风邪皆从而入，随所伤脏腑、经络而为诸病也。妊娠中风，若不早治，则令堕胎也。"这些记载指出，风寒等邪在正气亏虚时伤及脏腑经络，妊娠时感受风寒之邪，正虚邪盛者可令胎元不固而堕胎。《格致余论》曰："或劳怒伤情，内火便动，亦能堕胎。"《景岳全书·数堕胎》曰："有忧怒劳苦而困其精力者。"清代《竹林女科证治》云："凡受胎后，切不可打人骂人……恼怒则否塞不顺，肝气上冲则呕吐、衄血、脾肺受伤。肝气下注则血崩带下，滑胎小产。"其指出情志不调导致气机升降失常，导致气郁，甚至产生郁热，或可内伤脏腑精血，使系胎、养胎之气血失调或精气血亏虚，致胎元不固而滑胎。

3. 跌仆损伤 《医宗金鉴·妇科心法要诀》言："或因跌仆筑磕，从高坠下，以致伤胎、堕胎者亦有之。"对于跌仆致滑胎，《景岳全书·妇人规·数堕胎二六》云："此外如跌仆、饮食之类，皆能伤其气脉，气脉有伤而胎可无恙者，非先天之最完固者不能，而常人则未之有也。"指出跌仆等外伤会损伤气血经脉，若先天不足或素有脾肾亏虚者，经脉空虚，跌仆损伤可直接伤及胞脉、胞络等，筋脉骨等内合于脏腑，累及肾、脾、肝等脏，加重其虚损程度，导致屡次堕胎。妊娠期间应加以防护，行动谨慎，以免伤胎堕胎。

4. 瘀血　《灵枢·邪气脏腑病形》言："人有所堕坠，恶血留内"，指出堕胎后瘀血会留滞胞宫内。清代王清任《医林改错·少腹逐瘀汤》曰："不知子宫内，先有瘀血占其地，胎至三月再长，其内无容身之地。"明确提出多次堕胎之由不仅有体质禀赋、饮食等原因，还有胞宫内留有瘀血，占据胎儿生长空间令其无所长，新血不生令其无以养。晚清医家周声溢《靖庵说医》与王清任的观点相似："然而小产第一次三月而产五月而产，后每孕才三月或五月而必产，此子宫瘀血之未净也……每受孕至其时胎与瘀相触而坠矣……新血与瘀血不相合，则胎不能系"，皆认为瘀血在宫内不去，胞脉胞宫无以养胎系胎，直接影响胞胎，以致胎元不固，瘀血不除则屡次堕胎。

5. 母有宿疾　宿疾是指身体中早已存在的疾病。宿疾的影响不可忽视。《妇科玉尺》曰："如因母病，薰灼其胎，故不安也。"《古今医鉴》曰："若因母病而胎动，但治其母。"《济阴纲目》提出母疾导致胎不安："治因母疾病，气衰血少，不能护养其胎，以致不安者。"《万病回春》曰："瘦人血少有热，胎动不安，素惯半产者。"

中医历来有"久病属虚"之说，饮食偏嗜与饮食不节均会损伤脾胃运化功能，进而影响其他脏腑，严重者甚至可致堕胎。如明代万全在《万氏女科·总论胎养》中说："今为妇者，喜啖辛酸煎炒肥甘生冷之物，不知禁口，所以脾胃受伤，胎则易堕"，指出饮食偏嗜，或寒热偏盛，或过食肥甘厚腻之品等不良饮食习惯会影响脾胃运化，中气亏虚则无力摄纳，使胎易堕。滑胎的证候通常被认为以虚证及虚实夹杂为主，因此内伤病因是其发病的主要因素。情志失调，可致气机失常，另有五志过极皆从火化之说，热甚亦致胎动不安。饮食劳倦不节可损伤脾气，日久耗伤肾气，导致脾肾亏虚；房劳竭肾精，日久伤及足三阴，并且妊娠期房劳可直接导致扰动胎元。

《景岳全书·妇人规·数堕胎二六》云："凡妊娠之数见堕胎者""久病必瘀""久病入络""久病及肾"等说法。宿疾长期不愈，可导致虚、郁、瘀等病理变化。古籍中关于宿疾和堕胎关系的论述多见于妊娠期突感霍乱吐泻等急性病以致堕胎，如《太平惠民和剂局方·乌金散》载："治妇人久无子息及数堕胎，皆因冲任之脉宿挟疾病。"《太平惠民和剂局方·南岳魏夫人济阴丹》载："治妇人血气久冷无子及数经堕胎，皆因冲任之脉虚损，胞内宿挟疾病"。《太平惠民和剂局方》一书 2 处论及"宿挟疾病"易致数堕胎。虽病位不一，但冲任督三脉一源三岐，皆起于胞中。若胞宫及冲任二脉因宿疾损伤日久，导致虚损及瘀血，冲任不固，则必然影响妊娠。平素泄泻、多汗等疾病可耗气伤阴，气虚固摄无力则无以系胎。中医认为久病大病使脏腑阴阳气血失调，日久损伤脾肾，或素有癥瘕，导致胞胎失于系养，而屡孕屡堕。故临证时需详问病史，用药时考虑疾病先后和虚实的关系，审慎治疗。

6. 外感病因　包括六淫及疠气，古代医家较现代更加重视六淫等外感病因致病。

（1）风寒：为病而致堕胎之论，见于《诸病源候论·妊娠腰痛候》，曰："肾主腰脚，因劳损伤动其经，虚则风冷乘之……多堕胎也"。《诸病源候论·妊娠数堕胎候》云："若血气虚损者，子脏为风冷所居，则血气不足，故不能养胎，所以致胎数堕。"《诸病源候论·产后腰痛候》又云："产则劳伤肾气，损动胞络，虚未平复，而风冷客之，冷气乘腰者……若寒冷邪气连滞腰脊……后有娠，喜堕胎。"《诸病源候论》有以上3处论及堕胎与风寒的关系，皆为气血损伤后又感风寒，并非单独风寒邪气所致实证。此为后世所宗，尤其在宋代方书中载有多首方剂主治风寒所诱发的滑胎，例如，《圣济总录·妊娠数堕胎》云："冲任气虚，将摄失宜，子脏风冷，不能滋养于胎，故每有妊则数致伤堕也。"此篇所载11首方剂中，有7首方剂主治妊娠因风寒堕胎，其主治分别为"治妊娠数堕胎，子宫虚冷""治妊娠气血衰微，胞脏挟冷，数堕胎""治子宫久冷，妊娠数堕胎""治妇人血气衰弱，子脏风冷，妊娠数堕"，若胞胎无法获取所需的营养，易致胎元不固，应期而堕。

（2）热（暑）：《诸病源候论·妊娠热病候》曰："暑病即热病也。此寒气蕴积，发即有毒。妊娠遇之，多致堕胎也。"《诸病源候论·妊娠寒热候》曰："其妊娠而感此病者，热甚则伤胎也。"这两段论述表明妇人感染寒邪至夏季发病，此伏邪致病，或感染时行热（暑）邪而生热病，皆可因热甚致胎动不安而堕胎。《竹林女科证治·安胎上》云："胎前感冒外邪或染伤寒时证，郁热不解，多致小产堕胎，攸关性命"，认为妇人外感时邪，失治日久，郁而化热，可能由气入血，热盛则气血易动，血动则胎易动，且热易伤津耗气，气血亏虚更甚，最终导致堕胎。

（二）胎儿因素

滑胎的发生不仅受母体因素影响，胎元不健也是本病发生的主要机理之一，故胎儿因素也有重要影响。《诸病源候论·妊娠胎动候》有："若其母有疾，以动胎治母，则胎安；若其胎有不牢固，致动以病母者治，则母瘥"的论述，明言胎不牢则治胎安胎。至明清时期，龚信、陈梦雷等医家承袭了巢氏的胎动治胎思想。近代张锡纯在《医学衷中参西录·论治妇人流产》中道："流产为妇人恒有之病……或流产，或不流产，不尽关于妊妇身体之强弱，实兼视所受之胎善吸取其母之气化否也"，指出胞胎在母体内吸收其气血等营养物质，张景岳认为滑胎多发于气血亏虚之人，其原因可能是先天不足，或者由后天失养导致，如房劳、饮食、跌仆损伤等因素耗伤气血。先天不足者可能为肾气不足，或脾胃虚弱等，因精气不足，气血乏源，无力系胎，无以养胎，易致屡次堕胎。

（三）父方因素

《景岳全书·妇人规·胎漏》曰："若父气薄弱，胎有不能全受而血之漏者，乃以精血俱亏，而生子必萎小，此阳之衰也，而亦人所不知也"，提出父精亏虚亦可影响胞胎的生长发育，严重者使胎元不固而流产。整体来看，临床诊疗时首先考虑的仍是母体与胎儿因素，但父方因素也不容忽视。

（四）医过

除上述病因外，医过也是滑胎病因之一。清代鲍相璈在《验方新编·保产诸方》中具体阐述："此由体弱气血两虚，脏腑火多，血分受热所致。医家安胎多用艾、附、砂仁热补之剂，是速其堕矣。"其指出对体质禀赋偏阳胜者或已有热邪致病者，误用艾、附等温补药物，可能会导致其堕胎，也反映出当时医家疏于辨证，妄用温补治疗滑胎，导致诸多坏证，应引以为戒。

二、病机

肾主生殖，胚胎由肝血所养，脾胃为气血生化之源，故病位主要定为肾、脾胃、肝，病机为虚实夹杂。本病主要发病机制是冲任损伤，胎元不固，或胎元不健，不能成形，故而屡孕屡堕。《诸病源候论·妊娠数堕胎候》曰："阳施阴化，故得有胎，荣卫调和，则经养周足，故胎得安而能成长。若血气虚损者，子脏为风冷所居，则血气不足，故不能养胎，所以致胎数堕。候其妊娠而恒腰痛者，喜堕胎也。"其提出滑胎由气血虚损，胎失所养而致。《格致余论·胎自堕论》提出："血气虚损，不足养荣，其胎自堕；或劳怒伤情，内火便动，亦能堕胎。"《景岳全书》提出："凡妊娠之数见堕胎者，必以气脉亏损而然……况妇人肾以系胞，而腰为肾之府，故胎妊之妇最虑腰痛，痛甚则坠……不可不防……凡胎孕不固，无非气血损伤之病，盖气虚则提摄不固，血虚则灌溉不周，所以多致小产。"这2个论述说明"肾以系胞、气以载胎"，肾气亏损、气血两虚是滑胎的主要病因。《景岳全书·妇人规·数堕胎》提出："凡妊娠之数见堕胎者，必以气脉亏损而然。而亏损之由，有禀质之素弱者，有年力之衰残者，有忧怒劳苦而困其精力者，有色欲不慎而盗损其生气者，此外如跌仆、饮食之类，皆能伤其气脉。气脉有伤而胎可无恙者，非先天之最完固者不能，而常人则未之有也。"其明确提出，除气血不足外，情志所伤、房劳过度、跌仆等因素均可致胎元失固而滑胎。

（一）气血失和

《圣济总录》曰："盖由血虚气衰不能约制，又有瘀血在内，因冷热不调致使血败"《医学正传》曰："胎漏，谓有胎而血漏下也，属气虚有热。"《古今医鉴》曰："妊娠数堕胎者，是气血不足，腰痛甚者，喜堕胎。"《济阴纲目》曰："治怀妊血气虚弱，不能卫养，以致数月而堕。"

1. 气血虚　《诸病源候论·妊娠数堕胎候》曰："阳施阴化，故得有胎，荣卫调和，则经养周足，故胎得安而能成长。若血气虚损者，子脏为风冷所居，则血气不足，故不能养胎，所以致胎数堕。候其妊娠而恒腰痛者，喜堕胎也。"其提出滑胎由气血虚损，胎失所养而致。《普济方》提到："若血气虚损者……故不能养胎。所以数堕胎也。"《圣济总录》曰："胚胎之始，赖血气以滋育，若妊娠血气盛强，阴阳之气和，相与流传于一体……若冲任气虚，将摄失宜，子脏风冷，不能滋养于胎，故每有妊则数致伤堕也。"《妇人大全良方》曰："荣卫和调，则经养周足，故胎得安，则能成长。若血气虚损者，子脏为风寒所苦，则血气不足，故不能养胎，所以数堕胎也。"《景岳全书》提出妊娠过程中要警惕腰痛，若腰痛剧烈很容易造成流产。其曰："凡妊娠之数见堕胎者，必以气脉亏损而然……况妇人肾以系胞，而腰为肾之府，故胎妊之妇最虑腰痛，痛甚则坠……不可不防……凡胎孕不固，无非气血损伤之病，盖气虚则提摄不固，血虚则灌溉不周，所以多致小产。"还强调了保胎的原则及保胎常用方药："故善保胎者，必当专顾血虚，宜以胎元饮为主而加减用之，其次则芎药芎归汤，再次则泰山磐石散，或千金保孕丸，皆有夺造化之功，所当酌用者也。"《景岳全书·妇人规·数堕胎》提出："凡妊娠之数见堕胎者，必以气脉亏损而然。而亏损之由，有禀质之素弱者，有年力之衰残者，有忧怒劳苦而困其精力者，有色欲不慎而盗损其生气者，此外如跌仆，饮食之类，皆能伤其气脉。气脉有伤而胎可无恙者，非先天之最完固者不能，而常人则未之有也。"

2. 血瘀 妇人以血为基本，血瘀为发病之标。血瘀之由，多因屡孕屡堕，胞络屡受损伤，经脉瘀阻，或流产不全，再行刮宫术，更伤子宫，以致瘀血留阻胞宫，瘀血不去，新血难生，妨碍新孕。此种血瘀，既是致病原因，也是病理产物。此外，另有妊娠期间跌仆闪挫、负重过度等，导致胞宫气血失和，经脉阻滞不通，瘀血在里则影响气血化生，不能濡养胎儿。外伤、负重久行还往往容易导致胎元直接受损。《妇人大全良方》曰："妇女以血为基本"，元气为五脏六腑功能活动和精、血、津液运行的原动力。肾藏精，精血同源，相互滋生，相互依存。肾阴亏虚，津枯血燥，血液黏滞，不能循经畅行而成瘀滞；肾阳不足，温煦失职，阴寒内盛，寒则气收，血行不畅，致瘀血形成；瘀血内阻，新血不能下注胞宫，胎失所养，导致胎漏、胎动不安甚至堕胎；数次堕胎耗伤气血，冲任胞宫受损，久病致瘀，瘀血停滞，加之清宫等金创所伤，损伤胞络，加剧瘀血为病，从而引起本病的发生。《素问·六元正纪大论》有"妇人重身，毒之何如""有故无殒，亦无殒也"的记载。东汉张仲景开活血化瘀法治疗因癥瘕致妊娠漏下不止、胎动不安之先河。《金匮要略·妇人妊娠病脉证并治》载："妇人宿有癥病，经断未及三月，而得漏下不止，胎动在脐上者，为癥痼害……所以血不止者，其癥不去故也，当下其癥，桂枝茯苓丸主之。"其指出治疗妇人原有瘀血在胞宫所致的妊娠胎动不安、腹痛漏下之证，是使用活血祛瘀药。瘀血癥块不消，漏下终不能止，势必影响胎元。可应用桂枝茯苓丸治疗。方中桂枝温通血脉；茯苓渗利下行而益心脾之气，既助于行瘀血，又利于安胎元；牡丹皮、赤芍合桃仁化瘀血，清瘀热，并制法以丸者缓之，起到缓消癥块的目的。清代医家王清任在《医林改错》中则明确提出瘀血致胎难安的发病机制："孕妇体壮气足，饮食不减，并无伤损。三个月前后无故小产，常有连伤数胎者，医书颇多，仍然议论滋阴养血、健脾养胃、安胎保胎，效方甚少。不知子宫内，先有瘀血占其地，胎至三月再长，其内无容身之地……故小产。"其治疗方法为："今又怀胎，至两个月前后，将此方（少腹逐瘀汤）服三五付，或七八付，将子宫内瘀血化净，小儿身长有容身之地，断不致再小产。"

（二）冲任虚损

《女科百问》提出有因冲任气虚而不能固摄经血，导致漏下不止，其曰："或冲任气虚，不能制其经血，故妊娠数月，经水不调时下者，此名漏胞。"《妇科玉尺》曰："妊娠胎动不安，其由于本然者，冲任经虚。"《医宗金鉴·胎动不安小产堕胎总括》记载："气血充实胎自安，冲任虚弱损胎原。"

（三）脏腑功能失调

《万氏妇人科》提出脾胃虚弱，然脾胃为气血生化之源，气血虚弱，不能滋养胞胎而堕胎。其曰："如脾胃素弱，不能管束其胎……而常堕者。"《医学心悟》载："妊娠胎动不安，多因起居不慎……或脾气虚弱，宜各推其因而治之。"《傅青主女科》提出脾肾亏虚而导致先兆流产，其曰："妊娠少腹作痛，胎动不安……谁知是脾肾之亏乎。"另有《女科辑要·胎产心法》记载了治疗怒伤肝所致胎动不安的方药，其曰："形气盛，胎常不运者，宜香砂，痰气阻滞，体肥，呕逆眩晕者，宜二陈。怒气伤肝，加味逍遥散。"《诸病源候论》提出肾主系胞胎，肾虚而多堕胎，其曰："妇人肾以系胞，妊娠而腰痛甚者，多堕胎也。"

1. 肾虚 肾藏先天生殖之精，奠定生殖基础，肾虚为发病之本。肾为先天之本，元气之根，藏先天之精，主生殖，为人体生命之本原，能系胎载胎，固摄胎元。《灵枢·本神》曰："生之来，谓之精。"《灵枢·决气》曰："两神相搏，合而成形，常先身生，是谓精。"胎孕之形成，全赖肾所藏生殖之精充盛。父母先天禀赋不足，加之后天失养，精气亏虚，两精虽能相合，致胎不成实；或早婚多产，或孕后房劳过度，暗耗肾中精血，损伤肾气，肾失封藏，冲任不固，系胎无力，而致堕胎滑胎；或大病久病，耗气伤血，肾精匮乏，胎失濡养，而致滑胎；又或高龄产妇，年逾四十，阴气自半，肾气已虚，堕胎滑胎风险更大。《医学衷中参西录》言："男女生育，皆赖肾脏作强，肾旺自能荫胎也，肾气盛则胎元固，自无胎漏、胎动不安之虑。"《女科集略》云："女子肾脏系于胎，是母之真气，子所赖也。"《傅青主女科》亦云："夫妇人受妊，本于肾气之旺也，肾旺是以摄精。然肾一受精而成娠，则肾水生胎。""肾水足而胎安，肾水亏而胎动"，说明肾对于胚胎的形成、发育有直接影响。《傅青主女科·妊娠》曰："大凡妇人之怀妊也，赖肾水以萌胎，水源不足，则火易沸腾。加以久战不已，则火必大动，再至兴酣癫狂，精必大泄。精大泄则肾水益涸，而龙雷相火益炽。水火两病，胎不能固而堕矣。"《景岳全书·妇人规》还指出："父气薄弱，胎有不能全受而血之漏者。"当代医家基于肾-天癸-冲任-子宫轴理论认为肾虚不固，冲任损伤乃本病的主要病机，肾虚是滑胎的根本所在，若肾虚根弱，固摄无权，系胎无力，则胎元不固，屡孕屡堕。本证在治疗上以补肾固冲为法则。

2. 脾虚 胎居母腹赖孕母气载血养而发育成实，若母体素体气血虚弱，或因劳倦过度，饮食不节，忧思气结；或因病恶阻频繁呕恶所伤致脾虚气弱，化源匮乏而气血亏少；或因大病久病之后正气不足，又失于调养以致气虚血少，胎失所养，气虚胎失所载而发病。明代张介宾在《景岳全书·妇人规》中云："凡妊娠之数见堕胎者，必以气脉亏损而然"，"凡胎孕不固，无非气血损伤之病，盖气虚则提摄不固，血虚则灌溉不周，所以多致小产"。《万氏妇人科·胎前章·胎动不安》云："脾胃虚弱不能管束其胎，气血素衰不能滋养其胎"，直接提出脾胃虚弱、气血不足而病的机制。本证在治疗上以补气养血为主。

3. 脾肾两虚 脾虚证多因素体脾胃虚弱，或饮食失宜，或忧思劳倦损伤脾胃而致。脾胃虚弱则肾精乏源，无以供养胎元而致滑胎。治以健脾养胎为主。脾肾两虚证多因先天禀赋不足，肾精亏虚，后天饮食不节，脾失所养，生化无源，致气血两亏，冲任失养，系胎无力。治以补肾健脾固冲、益气养血安胎为主。

4. 肝郁 隋代巢元方认为，妊娠受胎，七日一变。堕胎在三、五、七月者多；在二、四、六月者少。三月属心，五月属脾，七月属肺，皆属脏，脏为阴，阴常不足，故多堕耳！如在三月堕者，后孕至三月仍堕，以心脉受伤也，先须调心。五月、七月堕者亦然。唯一月堕者，人不知也。一月属肝，怒则多堕；洗下体，窍开亦堕。一次即堕，肝脉受伤，下次仍堕。今之无子者，大半是一月堕者，非尽不受胎也。故凡初交后，最宜将息，勿复交接以扰子宫，勿令劳怒、勿举重、勿洗浴，又多服养肝平气药，则胎固矣。

第三节　中医对胎动不安、滑胎治疗的认识

一、中医关于治疗原则及治法的记载

《诸病源候论》首次提出母疾、胎病的治疗原则："若其母有疾以动胎，治母则胎安；若其胎有不牢固，致动以病母者，治胎则母瘥。"

《景岳全书·妇人规》提出针对病因施以治疗的诊治原则："盖胎气不安，必有所因，或虚或实，或寒或热，皆能为胎气之病，去其所病，便是安胎之法。"

《景岳全书·妇人规》首次提出若胎动欲堕难以保胎时，应及时下胎的治则："若腹痛血多，腰酸下坠，势有难留者，无如决津煎、五物煎助其血而落下，最为妥当。"

《金匮要略》提出："妊妇素有癥病……而得漏下不止，……当下其癥。"

《万氏妇人科》曰："漏胎者……法当用四君子以补其气，四物以补其血，黄芩、黄柏以清其热，艾叶以止其血。"

《世医得效方》曰："安胎扶虚，助阴滋血。"

《女科秘旨》曰："和血、凉血、健脾为主。"

《傅青主女科》曰："补先后二天之脾与肾，正所以固胞胎之气与血。"

北齐徐之才倡导逐月分经养胎理论，提出分别按妊娠月份所对应的经脉以养胎的治疗方法："妊娠一月名始胚，足厥阴脉养，不可针灸其经。"

《女科百问》提出以补血安胎治疗血虚型滑胎："卷柏丸：治妊娠数堕胎，皆因血气虚损。"

《女科撮要》提出堕胎后应补气、祛瘀、生新："小产重于大产……治法宜补形气，生新血，去瘀血。"

《景岳全书·数堕胎》提出妊娠后应预培其损，积极安胎的治疗原则："治堕胎者，必当察此养胎之源而预培其损。"

《妇科玉尺》曰："多致损堕，常服益血养胎，调补冲任。"

《傅青主女科》提出妇人妊娠后肝火大动而不藏血以致动血，火盛伤精、胎无所养，从而胎必堕。治宜平肝火："治法宜平其肝中之火，利其腰脐之气。"

二、中医关于治疗方药的记载

（一）《经效产宝》中的治疗方药

1. 妊娠安胎方论第一（凡十一道）　治妊娠下血，时时漏血，血尽子死。生地黄汁（三合）、清酒（三合），右相和，煎三四沸，空腹分温，温服。

2. 胎动不安方论第五（凡十八道）　论曰：安胎有二法，因母病以动胎，但疗母疾，其胎自安，又缘胎有不坚，故致动以病母，但疗胎则母瘥，其理甚效，不可违也，胎不动，不知子死生者，但看母唇口青者，儿死母活，口中青沫出者，子母俱死，口舌赤青沫者，母死子活也。疗胎数落而不结实，或冷或热。甘草（三两）、黄芪、人参、白术、芎䓖、

干地黄、吴茱萸（各二两），右为末，空腹酒调二钱，忌菘菜醋等物。

治妊娠三二月，及七八月，胎动不安，或腰肚痛，有血下。芎䓖、当归各四两，艾叶（二两）、甘草（一两）、阿胶（二两炙），右水五升，煮取二升，分温三服（古方无艾叶）。

治妊娠经八九个月，或胎动不安，因用力劳乏，心腹痛，面目青，冷汗出，气息欲绝，由劳动惊胎之所致。钩藤（二两）、伏神（二两）、人参（二两）、当归（二两）、桔梗（三两）、寄生（一两），右水五升，煎取二升，分为三服，忌猪肉菘菜，若烦热加石膏五两，临月加桂心二两。

治妊娠胎动欲落，肚痛不可忍。上银（一斤）、茅根（去黑皮切二升），右以水九七升，煮银取二升，入清酒一升，同煎茅根取一二升，分为三服，立安。

3. 妊娠心腹腰痛方论第七（凡十一道） 缘胎有水致痛，兼易产。治妊娠卒心痛，气欲绝。芎䓖、当归、茯苓各三两，厚朴（三两炙），右水六升，煎取二升，分为两服，忌猪肉菘菜醋等物。

4. 妊娠伤寒热病防损胎方论第八（凡五道） 论曰：非即之气，伤折产妇，热毒之气，侵损胞胎，遂有堕胎漏血，俱害子母之命。治妊娠伤寒，骨节疼痛，壮热，不急治，则胎落。葱白（切一升）、前胡、葛根、石膏各十分，青黛六分、升麻（八分）、栀子仁（十二分），右以水七升，煮取二升半，分三服。

（二）《妇人大全良方》中治疗方药

1. 妊娠数堕胎方论第一

（1）千金方：疗妊娠二个月数堕胎法。灸膝下一寸，七壮。又方：赤小豆为末，酒调方寸匕，日二服。亦治妊娠数月，月水尚来。

（2）删繁方：疗妊娠怀胎数落而不结实。或冷或热，百病之源。甘草、人参、川芎、茱萸（各等分）。有当归、干姜一方。右为末，空心，温酒调二钱。忌菘菜、桃、李、雀肉、醋物。

（3）广济方：疗妇人怀妊数伤胎方。鲤鱼（一斤）、粳米（一升）。右二味，如法作臛，少着盐，勿着葱、豉、醋，食之甚良。一月中须三遍作效，安稳无忌。

（4）紫石英丸：主风冷在子宫，有子常落。或始为妇，便患心痛，乃成心疾，月水都未曾来，服之肥充，令人有子。方：紫石英、天门冬（去心）、五味子（各三两）、乌头（炮）、卷柏、乌贼鱼骨、云母（烧，研）、禹余粮（如常制衣）、桑寄生、石楠叶（各一两）、泽泻、杜仲、远志（去心）、苁蓉、桂心、甘草、石斛、人参、辛夷（各三两）。右为末，炼蜜为丸，如梧桐子大。温酒下二十丸至三四十丸。

（5）卷柏丸：疗妊娠数堕胎。皆因气血虚损，子脏风冷，致胎不坚固，频有所伤，宜服卷柏丸。卷柏、钟乳粉、鹿角胶（炒）、紫石英（飞）、阳起石（飞）、桑螵蛸（炒）、禹余粮（研）、熟地黄（各一两）、桂心、川牛膝、桑寄生、北五味、蛇床子、牡丹皮、杜仲、川芎、当归（各三分）。右为末，炼蜜丸如梧桐子大。每服三四十丸，空心，温酒吞下。

（6）白术丸：调补冲任，扶养胎气。治妊娠宿有风冷，胎痿不长；或失于将理，伤动胎气，多致损堕娠孕。常服益血，保护胎脏。白术、川芎、阿胶（炒）、地黄（炒令六分焦）、当归（去尾，炒）（各一两）、牡蛎（煅为粉，二分）、川椒（三分，如常制）。

上为末，炼蜜为丸，如梧桐子大。空心，米饮吞三四十丸。酒、醋汤亦可。

2. 胎动不安方论第四

寄生汤：治胎气常不安。治五个月以后胎不安。桑寄生（洗、锉）、秦艽、阿胶（各半两），糯米（半两，作粉）。右以新汲水三升，先下寄生、秦艽二味，煮至二升，去滓；次入阿胶、糯米再煎，约有一升止。分作三服，空心食前，日午服之。忌酒、醋三五日。娠妇胎气至五月已后，常不安者，服之必效。顷见娠妇好饮酒，食咸酸五辛，胎必动，不可不知之。

（三）《沈氏女科辑要》中治疗方药

"滑胎者，气血虚弱，肾气不固，胎元失养，故易堕也。治宜补气血、固肾安胎。方用泰山磐石散，或安胎饮。"泰山磐石散："人参、黄芪、白术、当归、川芎、白芍、熟地黄、续断、黄芩、砂仁、甘草、糯米。"补气血，固肾安胎。安胎饮："当归、白芍、川芎、茯苓、白术、甘草。"调和气血，安胎定志。

"胎动不安者，气血不和，或外感邪气，胎气受扰，故动而不安。治宜调和气血，安胎定志。方用当归芍药散，或安胎丸。"当归芍药散："当归、白芍、川芎、茯苓、白术、泽泻。"调和气血，安胎止痛。安胎丸："当归、白芍、川芎、黄芩、白术、甘草，研末为丸，每服三钱。"清热安胎，调和气血。

"屡孕屡堕者，肾虚宫寒，胎元不固，故屡堕也。治宜补肾固胎，温经散寒。方用寿胎丸，或补肾安胎汤。"寿胎丸："菟丝子、桑寄生、续断、阿胶，研末为丸，每服三钱。"补肾固胎，养血安胎。补肾安胎汤："杜仲、续断、菟丝子、艾叶、当归、白芍。"温肾散寒，固胎安胎。

第三章 复发性流产的中医病因病机

第一节 复发性流产的中医病因

一、情志所伤

情志因素是指怒、喜、忧、思、悲、恐、惊七种情志变化，是人的心理对外界环境和情感刺激的不同反应，也是脏腑功能活动的表现形式之一。中医理论认为，情志与脏腑功能密切相关，情志过激或过抑都会影响气血的正常运行和脏腑的生理功能。若受到突然、强烈或持久的精神刺激，可导致七情太过，使女性气血失常，脏腑功能紊乱，冲任功能失调，则发生胎动不安、滑胎等妇科疾病。

情志致病主要影响脏腑之气机，使气机升降失常，气血紊乱。《灵枢·寿夭刚柔》认为："忧恐忿怒伤气，气伤脏，乃病脏。"《素问·举痛论》说："百病生于气也。"情志因素之中，以怒、思、恐对妊娠之影响较明显。

（一）怒

《傅青主女科》云："妊妇有怀抱忧郁，以致胎动不安。"《医宗金鉴》亦有："暴怒伤肝……则胎气不固，易致不安。"《医学心悟·胎动不安》曰："娠妊胎动不安，起居不慎……或怒动肝火。"《胎产心法·胞漏并小产论》曰："或经恼怒，或行走失足跌损伤胎，腹痛腰胀。"《景岳全书·妇人规》及清代吴谦等所编的《医宗金鉴·胎前诸证门》均提到了"怒"这一病因。

肝藏血，主疏泄。孕妇抑郁忿怒，则肝气郁结或肝气上逆，疏泄失常，进而影响气血的正常运行和脏腑的生理功能，这种气血运行不畅直接影响子宫内的胎儿，使其得不到充足的营养和氧气，从而引发胎动不安、滑胎、胎漏。

（二）思

脾主运化，统血，为气血生化之源。忧思不解，则气结。《妇科玉尺·崩漏》说："思虑伤脾，不能摄血，致令妄行。"脾虚血失统摄，则可引起胎漏、胎动不安、滑胎等；过度思虑会消耗孕妇的心血，导致心血不足，进而影响气血的正常运行，气血运行不畅，子宫内的胎儿得不到充足的营养和氧气，就会出现胎动不安的情况；过度思虑还可能影响孕妇的脾胃功能，导致消化吸收不良，进一步影响胎儿的营养供应。在严重的情况下，这种影响可能导致胎漏或滑胎。

（三）恐

肾主封藏，藏精气；主水，司开合。惊恐过度，则气下、气乱，肾封藏失职，冲任不固，可导致胎动不安、滑胎、胎漏等。

此外，情志因素还可能直接影响胎儿的生长环境。孕妇情绪波动剧烈时，体内会释放一些不利于胎儿稳定的物质，如肾上腺素等，这些物质可能对胎儿造成不良影响，增加胎漏和滑胎的风险。

二、房劳多产

（一）性生活不节制

《小品方·疗妊娠胎漏方》曰："苦因房室劳有所去，名曰伤胎。"《经效产宝·胎动不安方论第五》载有治妊娠因夫所动困绝而胎动不安方。清代肖壎在《女科经纶·胎前证上》中曰："妊娠腰痛……必房事不节，致伤胞系也。"

在中医理论中，胎儿的稳定与孕妇的气血和脏腑功能密切相关。孕期过度频繁的性生活会消耗孕妇的精气，导致气血亏虚，进而影响胎儿的营养供应和生长发育；同时不节制房事，使肾气不足，无法固摄胎元，均导致胎儿不稳，发生胎漏、胎动不安、滑胎。

此外，性生活时的不当动作或姿势也可能直接对子宫和胎儿造成压迫或冲击，增加胎漏、滑胎的风险。特别是当孕妇处于孕早期或孕晚期时，胎儿尚未稳定或已经接近分娩，此时过度的性生活更容易引发不良后果。

（二）孕产频多

孕产频多可导致脏腑气血失常，气血是维持胎儿稳定发育的重要物质基础，当脏腑功能失调，特别是与生殖密切相关的肾、肝、脾等脏腑功能出现异常时，会导致气血的生成、运行和调节失衡，进而导致胎漏、胎动不安、滑胎等妊娠不良事件的发生。

此外孕产频多可对孕妇的体质造成负面影响，如气血虚弱、肝肾不足等，这些体质问题会进一步增加胎漏、胎动不安或滑胎的风险。

三、劳逸失常

《小品方·疗妊娠胎动不安方》记载苎根汤为"疗劳损动胎，腹痛去血，胎动向下方"。《经效产宝·胎动不安方论第五》载有："由劳动惊胎之所致。"《诸病源候论·妊娠胎动候》云："胎动不安者，多因劳役气力。"

劳逸适度有助于气血的运行，正常的休息可以舒缓疲劳，调节身体，女性在妊娠期更应注意劳逸结合。《素问·举痛论》说："劳则气耗"，妊娠期劳倦过度或负重劳累，均会导致气血不足，然气养胎，血载胎，胎儿的正常生长发育离不开气血，母体气血不足，则无法营养固摄胎元，致使胎元不固；同时气虚系胞无力，可致胎漏、胎动不安、滑胎。生活过于安逸，可导致孕妇气血运行不畅，免疫力降低，胎儿无法得到滋养和氧气，且容易受到外界不良因素的影响，从而引发胎漏、胎动不安、滑胎。

四、跌仆损伤

《诸病源候论·妊娠僵仆胎上抢心下血候》曰："行动倒仆或从高堕下伤损胞络致血下动胎。"《外台秘要·顿仆胎动方四方》专篇记载了因顿仆导致胎动不安的方剂。《女科证治准绳·胎前门》载有跌仆伤胎、毒药伤胎专篇。《景岳全书·妇人规·胎孕类》载有触损胎气胞宫受伤而血下之方。《医学心悟·胎动不安》记载："妊娠胎动不安，多因起居不慎……或跌仆伤损。"

若妊娠期孕妇遭受外部冲击或摔倒等意外伤害时，会直接影响到胎儿的稳定性和安全性。跌仆损伤可能导致孕妇体内气血运行紊乱，特别是冲击到腹部时，会直接影响胎儿所处的环境，使其感受到外界的不稳定因素，从而引起胎动不安；严重的跌仆损伤可能损伤到胎儿的着床部位或胎盘，导致胎盘与子宫壁之间的连接松动，进而引发滑胎，若损伤导致子宫收缩或宫颈口松弛时，更容易发生滑胎；跌仆损伤还可能导致子宫内膜的剥脱或胎盘的剥离，导致血液从宫腔流出，出现阴道流血等胎漏症状，胎漏不仅会影响胎儿的营养供应，还可能进一步加剧胎儿的不稳定状态。

五、体质因素

体质，中医称为"禀赋"。体质禀受于父母，并受到后天环境、生活条件等因素的影响而逐渐形成。在疾病的发生、发展、转归及辨证论治过程中，体质因素均不可忽视。体质状态对妊娠结局产生影响，如果孕妇体质虚弱，如气血不足、肝肾亏虚等，这些体质问题会直接影响胎儿的稳定和发育。气血不足会导致胎儿得不到足够的营养和滋养，从而增加胎漏的风险；肝肾亏虚则会影响胎儿的生长环境，使胎儿在子宫内不稳定，易于出现胎动不安或滑胎的情况。

此外，孕妇的体质还可能与某些病理因素相关联，如湿热内蕴、气滞血瘀等。这些病理因素会进一步加剧体质的虚弱状态，对妊娠产生更为不利的影响。例如，湿热内蕴会导致孕妇体内湿热之气过盛，影响气血的正常运行，进而引发胎漏、胎动不安等问题；气滞血瘀则会导致气血运行不畅，使胎儿得不到充足的氧气和营养，从而增加滑胎的风险。

第二节　复发性流产的中医病机

复发性流产的主要发病机制是冲任损伤，胎元不固，或胎元不健，不能成形，故而屡孕屡堕。肾虚为发病之本，血瘀为发病之标。

一、肾虚

肾藏先天生殖之精，奠定生殖基础，肾虚为发病之本。肾为先天之本，元气之根，藏先天之精，主生殖，为人体生命之本原，能系胎载胎，固摄胎元。《灵枢·本神》曰："生之来，谓之精。"《灵枢·决气》曰："两神相搏，合而成形，常先身生，是谓精。"胎孕之形成，全赖肾所藏生殖之精充盛。父母先天禀赋不足，加之后天失养，精气亏虚，两精虽能相合，致胎不成实；或早婚多产，或孕后房劳过度，暗耗肾中精血，损伤肾气，肾失封藏，冲任不固，系胎无力，而致堕胎滑胎；或大病久病，耗气伤血，肾精匮乏，胎失濡养，而致滑胎；又或高龄孕妇，年逾四十，阴气自半，肾气已虚，堕胎滑胎风险更大。先天禀赋不足，或房劳多产，或久病、惊恐、孕后不节房事，耗伤肾气，肾虚冲任不固，胎失所系，可引起胎漏、胎动不安，甚至屡孕屡堕，形成滑胎。《医学衷中参西录》言："男女生育，皆赖肾气作强，肾旺自能荫胎也，肾气盛则胎元固，且无胎漏、胎动不安之虑。"《女科集略》云："女之肾脏系于胎，是母之真气，子所赖也。"《傅青主女科》亦云："夫妇人受妊，本于肾气之旺也，肾旺是以摄精。然肾一受精而成娠，则肾水生胎。""肾水足而胎安，肾水亏而胎动。"说明肾对于胚胎的形成、发育有着直接的影响。《傅青主女科·妊娠》曰："大凡妇人之怀妊也，赖肾水以荫胎，水源不足，则火易沸腾。加以久战不已，则火必大动，再至兴酣癫狂，精必大泄。精大泄则肾水益涸，而龙雷之火益炽。水火两病，胎不能固而堕也。"《景岳全书·妇人规》还指出："若父气薄弱，胎有不能全受而血之漏者。"基于肾-天癸-冲任-子宫轴理论，医者认为肾虚不固，冲任损伤乃本病的主要病机，肾虚是滑胎的根本所在，若肾虚根弱，固摄无权，系胎无力，则胎元不固，屡孕屡堕。

二、气血虚弱

孕妇素体虚弱，或饮食劳倦，或思虑过度伤脾，气血生化乏源，或久病耗伤气血，致气血虚弱，无力固养胎元，以致胎漏、胎动不安，甚至屡孕屡堕而成滑胎。明代张介宾在《景岳全书·妇人规》中云："凡妊娠之数见堕胎者，必以气脉亏损而然"，"凡胎孕不固，无非气血损伤之病，盖气虚则提摄不固，血虚则灌溉不周，所以多致小产"。《万氏妇人科·胎前章·胎动不安》云"脾胃虚弱不能管束其胎，气血素衰不能滋养其胎"，直接提出可能是因脾胃不足、气血不足而致堕胎。《诸病源候论·妊娠数堕胎候》曰："阳施阴化，故得有胎，荣卫和调，则经养周足，故胎得安而能成长。若血气虚损者，子脏为风冷所居，则气血不足，故不能养胎，所以致胎数堕。候其妊娠而恒腰痛者，喜堕胎也。"其提出流产由气血虚损，胎失所养而致。《格致余论·胎自堕论》提出："血气虚损，不足荣养，其胎自堕；或劳怒伤情，内火便动，亦能堕胎。"

三、血热

孕妇素体阳盛，或过食辛热，或肝郁化热，或阴虚生内热，或外感热邪，导致血热，热扰冲任，损伤胎元，可致滑胎。张景岳在《景岳全书·妇人规》中云："凡胎热者，血易动，血动者，胎不安；故堕于内热而虚者，亦常有之。"

四、血瘀

妇人以血为基本，血瘀为发病之标。孕妇宿有癥疾，瘀阻胞宫，或孕后不慎跌仆闪挫，气血紊乱，冲任失调，胎元不固，可导致胎漏、胎动不安。血瘀之由，多因屡孕屡堕，胞络屡受损伤，经脉瘀阻，或流产不全，再行刮宫术，更伤子宫，以致瘀血留阻胞宫，瘀血不去，新血难生，妨碍新孕。此种血瘀，既是致病原因，也是病理产物。另有妊娠期间跌仆闪挫、负重过度等，导致胞宫气血失和，经脉阻滞不通，瘀血在里则影响气血的化生，不能濡养胎儿。直接外伤，负重久行还往往容易导致胎元的直接受损。《素问·六元正纪大论》有"妇人重身，毒之何如""有故无殒，亦无殒也"的记载。东汉张仲景开活血化瘀法治疗因癥瘕致妊娠漏下不止、胎动不安之先河。现代女性肩负工作和家庭双重重任，常处于精神紧张、身心疲惫的生活状态中，因而导致血瘀之症。现代生活观念及生活节奏发生较大的变化，而复发性流产患者多有反复流产史，女性终止妊娠（无论药物流产或手术）都将产生离经之血，离经之血即为瘀血，是在妊娠之时引起血不归经、胎失所养、胎动不安、滑胎的病因之所在。故《灵枢·邪气脏腑病形》指出："有所堕坠，恶血留内。"瘀血是一种病理产物，也是一种致病因素，瘀血阻滞冲任阴血不能下注胞宫养胎，则致胎漏、胎动不安，甚至滑胎。血瘀多分为肾虚致瘀、气虚致瘀、血虚致瘀、血热致瘀、肝郁致瘀及寒凝致瘀。

（一）肾虚致瘀

肾为先天之本，主藏精，主生殖，系胞胎。肾气的盛衰不仅关系到能否受孕，即使妊娠后，对胚胎的生长发育仍然起重要的作用。故肾虚是胎元不固的一个重要方面，而肾虚致瘀已成为必然。因胚孕既成，冲任汇聚精血于胞脉以供养胚胎，然汇聚之精血无疑增加了血液运行阻力，从而加速瘀血的形成。而瘀血不去，有碍于新孕，使胎元难以固系。治疗以补肾祛瘀为法则。

（二）气虚致瘀

《医林改错》云："元气既虚，必不能达于血管，血管无气，必停留而瘀"。血液的环流不息，主要依赖于气的推动，气为血之帅，血随气行，气调则血循常道，气充则血行流通。若体弱久病，或化源不足使气机虚弱，无力行血，血流缓慢，影响冲任，瘀阻冲任可致滑胎。

（三）血虚致瘀

《景岳全书·血证》云："血灌溉一身，无所不及……凡形质所在，无非血之用也，是以人有此形，惟赖此血。"女子一生以血为本，血液旺盛，血海充盈，则冲任脉盛。若劳倦过度、慢性失血或产多乳众，可导致内耗营阴，使血海不充，血液运行迟缓，日久成瘀，进而导致滑胎。

（四）血热致瘀

《医林改错》云："血受热，则煎熬成块。"热为阳邪，易伤阴血，热邪内盛，煎熬血液，血液浓缩凝聚成瘀成块。若平素阳盛体质，或起居不节，湿热内侵或肝郁化火，灼伤胞络，经血受煎熬而凝聚成瘀，瘀热互结，冲任受损，进而导致滑胎。

（五）肝郁致瘀

妇人以肝为先天，肝以血为本，以气为用，藏血以养其体，疏泄以遂其用；肝为刚脏，性喜条达而恶抑郁。凡情志不遂，肝失条达，气机不畅，不仅乘脾侮肺，也易自侮，影响冲任，使胞络不和，气郁血瘀，进而导致滑胎。

（六）寒凝致瘀

《医林改错》云："孕妇体壮气足，饮食不减，并无伤损，三个月前后，无故小产，常有连伤数胎者，医书颇多，仍然议论滋阴养血、健脾养胃、安胎保胎，效方甚少。不知子宫内，先有瘀血占其地，血既不入胎胞，胎无血养，故小产。"寒为阴邪，其性收引，易伤阳气，血为阴类，"喜温而恶寒，寒则泣不能流"，血运行迟缓，易滞易瘀。若经期冒雨涉水，或贪凉饮冷，寒邪客于胞宫，血为寒凝，经血不畅，导致冲任不固，进而引发滑胎。

五、脾虚

此多因素体脾胃虚弱，或饮食失宜，或忧思劳倦损伤脾胃而致。脾胃虚弱，则肾精乏源，无以供养胎元，进而导致滑胎。

六、脾肾两虚

此多因先天禀赋不足，肾精亏虚，后天饮食不节，脾失所养，生化无源，致气血两亏，冲任失养，系胎无力。

七、肺肾两虚

此多因素体肺肾不足，虚邪贼风入侵肌体，肺宣发卫气于体表，卫气不固，无力抵御外邪，肌肤腠理失养，肺卫统领全身免疫失衡，诱发免疫紊乱，以致滑胎。

复发性流产既有单一病机，又常有脏腑、气血、经络同病，虚实错杂的复合病机，临证时必须动态观察病机的兼夹及其变化。

第四章　复发性流产的中医治疗

《景岳全书·妇人规》提出："安胎之方不可执，亦不可泥其月数，但当随证随经，因其病而药之，乃为至善。"其强调了辨证论治对于安胎的重要之处。同时应重视患者禀赋、身体素质、情志因素，以及其他病史、服药史、生育史、生活史、有无外伤史等资料的搜集，这对本病辨证求因多有益。还要注意妊娠前调治及妊娠后早治，并要预培其损。

治疗以"预防为主，防治结合"为治疗原则。以补肾健脾疏肝、益气养血、调理冲任为主，预培其损。

第一节　补肾健脾法

一、适应证候

此法适用于脾肾两虚，气虚不固者。脾肾两虚证多因先天禀赋不足，肾精亏虚，后天饮食不节，脾失所养，生化无源，致气血两亏，冲任失养，系胎无力。治以补肾健脾固冲、益气养血安胎为主。

二、证候表现

临床可见有3次或以上流产病史，妊娠期间阴道少量出血色淡红、无血块，带下量少，面色不华、纳差，可伴随头晕耳鸣，腰酸膝软，神疲气短，纳少便溏，夜尿频多，眼眶暗黑或面有暗斑，舌淡苔薄，脉沉弱或舌淡白，脉细。

三、证候分析

肾为先天之本，脾为后天之本，肾虚则封藏失司，冲任不固，脾虚则运化无权，气血乏源，胎失所系，导致堕胎。肾虚髓海不足，脾虚气血不足，无以上充头目，则头晕耳鸣，腰膝酸软；肾虚气化失常，膀胱失约，故小便频数。舌淡，苔白，脉沉滑无力，为肾脾虚之证。

四、中药治疗

治则治法：补肾健脾，固冲安胎。

方药举例：补肾固冲丸（《中医学新编》）。

组成：菟丝子、续断、巴戟天、杜仲、当归、熟地黄、枸杞子、鹿角霜、阿胶、党参、白术、大枣、砂仁。

方解：补肾固冲丸主治肾气不足，气血两虚，冲任失固，胎元不实之滑胎。方中菟丝子补肾益精，固摄冲任；续断、巴戟天、杜仲补肾益精固冲；当归、熟地黄、枸杞子、阿胶滋肾填精养血，加鹿角霜血肉之品以增强补肾养血填精之功；党参、白术、大枣健脾益气以资化源；砂仁理气调中，使补而不滞。全方合用，使肾气健旺，冲任巩固，胎有所系，则自无殒堕之虑。

五、针灸治疗

中医学提出"上工不治已病治未病"，对于反复性流产的患者，应在未孕前进行预防性调理治疗。中医理论认为妊娠依赖于肾和冲任二脉，"肾气-天癸-冲任-胞宫"生殖轴理论在调经、助孕、安胎上起重要的指导作用。肾藏精，主生殖，《素问·奇病论》云："胞络者，系于肾"，胞宫的功能与肾有密切联系，胎儿的妊养依赖于肾，同时胎儿正常发育必须依靠气血的濡养，脾为后天之本，气血化生之源，冲为血海，任主胞胎，只有脾肾气足，冲任调和，胎儿才能正常发育。足阳明胃经为多气多血之经，《景岳全书·妇人规》言："由阳明水谷之所化，而阳明胃气又为冲脉之本也。"故治疗时取穴宜以足少阴肾经、足太阴脾经、任脉、冲脉、足阳明胃经经穴为主。

关元穴：位于任脉，是足三阴经与任脉的交会穴，任、督、冲脉一源三歧，均由此处发出，小肠募穴，且与足阳明胃经和阴维脉相联系，是机体生命活动的原动力，"肾-天癸-冲任-胞宫"生殖轴的核心，有调节经脉气血、培肾固本之功。

肾俞穴：为足少阴肾经之背俞穴，位于足太阳膀胱经，而膀胱与肾相表里，是肾之精气在背部的聚集、转输之处，有强壮肾气、固精补虚之功。

足三里穴：为足阳明胃经之合穴，胃之下合穴，针刺足三里可调补气血生化之源，畅达全身之气血，使胞宫、胞脉得以充养，冲任脉气自调。

三阴交穴：为足太阴脾经、足厥阴肝经、足少阴肾经的交会之处，脾统血、肝藏血、肾生血，因此三阴交有调和气血、补肾养肝之功。

气海穴：位于任脉，是肓之原穴，先天元气汇集之处，可调一身元气，具有益气调气、温中补肾的作用。

关元、肾俞穴共用，可固护先天之气，足三里、三阴交穴固护后天之本以调气血，足三里、肾俞二穴同用，可脾肾双调，扶正祛邪，培元固本，再联用调一身之气的气海穴，诸穴同用，共奏补肾健脾、益气养血、调理冲任作用。

六、典型病案

病例 1：患者张某，女，30 岁。2020 年 7 月 11 日初诊。

主诉：清宫术后 1 月余，经量减少。

病史：患者于 2020 年 5 月 18 日孕 2 月出现腰腹酸痛，阴道少量出血，行 B 超提示胚胎停育，遂于当地医院行清宫术。术后行血检生殖免疫抗体检查提示：抗心磷脂抗体（ACA-IgA）（+），抗透明带抗体（AZP-IgG）（+），抗卵巢抗体（AoAb-IgG）（+），抗卵巢抗体（AoAb-IgA）（+），TORCH 检查：U-IgG（+），CMV-IgG（+），HSV1/2IgG（+）。查男方精液正常。患者 12 岁月初经潮，结婚 1 年，0-0-3-0。末次月经 2020 年 7 月 9～11 日。面色萎黄，纳差，乏力，睡眠差，大便稀溏。舌淡暗边有瘀斑，苔薄白，舌底络脉迂曲，脉细弦。

西医诊断：复发性流产。

中医诊断：滑胎，证属肾脾两虚兼血瘀阻滞。

治法：补肾健脾，活血化瘀。

方药：补肾固冲汤加减。

党参 30g，茯苓 15g，炒白术 20g，赤芍 10g，川芎 6g，丹参 10g，郁金 10g，炒菟丝子 10g，覆盆子 10g，桑寄生 15g，炒续断 15g，炙甘草 6g，牡丹皮 10g，14 剂，每日 1 剂，水煎服，每日 2 次，经净后服用。

二诊：服上药后月经量明显增多，末次月经 2020 年 8 月 10 日，经量较上月增多，痛经，色暗红有血块。上方加鸡血藤 15g，川牛膝 15g，14 剂水煎服，每日 2 次，经净后服用。

三诊：末次月经 2020 年 9 月 11 日，经量可，色暗红，时有小腹疼痛，睡眠差，二便调。上方加合欢皮 15g，夜交藤 15g，14 剂水煎服，每日 2 次。并嘱下次月经第 3 日血检复查生殖免疫抗体。

四诊：末次月经 2020 年 10 月 13 日，经量可，色暗红，无腹痛，寐可。白带量稍增，二便调。于月经第 3 日抽血查生殖免疫抗体，示：抗卵巢抗体（AoAb-IgG）（+），其余均为阴性。当日 B 超示：右侧卵巢内见最大卵泡 1.5cm×1.3cm，子宫内膜厚约 0.8cm。嘱患者监测卵泡，可试孕。

五诊：末次月经 2020 年 12 月 15 日，月经推后 12 日未至，自测尿液 hCG 呈阳性，恶心欲呕，腰酸，无腹痛，无阴道流血。B 超提示妊娠 6 周。舌淡红，苔薄，脉细滑略数。治以补肾健脾保胎。处方：党参 30g，炒白术 15g，菟丝子 15g，桑寄生 15g，川续断 15g，白芍 15g，女贞子 15g，旱莲草 15g，苏梗 10g。每日 1 剂，水煎服，每日 2 次。连续服用 30 剂。嘱定期复查血孕酮、hCG 及彩超。后电话随访，诉顺产一女婴，体重为 3.3kg。

病例 2：李某，32 岁，2023 年 1 月 3 日初诊。

主诉：孕 42 日，腰痛如折，小腹隐痛 3 日。

病史：婚后 2 年内自然流产 3 次，均于妊娠 2 个月内流产，屡用西药安胎无效。末次流产于 8 个月前。平素常觉腰膝酸软，困倦乏力。此次受孕后上症加重，胸闷欲呕，小腹隐痛有下坠感，不思饮食，大便溏。舌淡红，苔薄白，脉细滑，尺脉重按无力。B 超检查示：宫内早孕。

西医诊断：先兆流产，复发性流产。

中医诊断：滑胎，证属肾脾气虚、冲任不固。

治法：补肾健脾、固摄胎元。

方药：补肾固冲汤合寿胎丸加减。

川续断 15g，菟丝子 15g，阿胶 10g（烊化），桑寄生 10g，补骨脂 10g，杜仲 10g，党参 20g，黄芪 15g，炒白术 10g，炒白芍 20g，甘草 3g。每日 1 剂，水煎温服。

服药 7 剂后诸症减轻，食欲仍差。于上方去阿胶加砂仁 3g，续服 7 剂，诸症消失。守上方加减调理至孕满 3 个月。后电话随访，诉足月顺产一男婴，体重为 3.6kg。

按：《傅青主女科》谓："妊娠少腹作疼，胎动不安，如有下堕之状……是脾肾之亏乎……脾肾亏，则带脉急，胞胎所以有下坠之狀也。"妇人妊娠，须五脏安和，气血旺盛，冲任条达，肾气充足，方能系胞妊胎，胎元受肾气之固，冲任气血之荣养。然善调冲任者，必益脾肾，脾为气血生化之源，后天之本，脾气旺则先天肾气足，补脾肾所以固胎也。

第二节 补肾疏肝法

一、适应证候

本法适用于肝郁气滞，肾虚不固者。肝郁肾虚证多因先天禀赋不足，肾精亏虚，后天情志不遂，肝气郁滞，气血壅滞，失于濡养，致肝肾两亏，冲任失养，系胎无力。治以补肾疏肝，固冲安胎为主。

二、证候表现

屡孕屡堕，甚或应期而堕，经行腹痛，经色紫黯有血块，块出痛减，伴胸胁胀闷，烦躁易怒，情志不畅，舌质暗，舌边或舌尖有瘀点或瘀斑，或舌下脉络青紫粗胀，脉涩或沉弦等。

三、证候分析

肝的经脉布胁肋循少腹。若情志不遂，木失条达，则致肝气郁结，经气不利，故见胁肋疼痛，胸闷，脘腹胀满；肝失疏泄，则情志抑郁易怒，善太息；脉弦为肝郁不舒之证。妇人以肝为先天，肝以血为本，以气为用，藏血以养其体，疏泄以遂其用；肝为刚脏，主疏泄，喜条达而恶抑郁。凡情志不遂，肝失条达，气机不畅，不仅乘脾侮肺，也易自侮，影响冲任，使胞络不和，气郁血瘀而导致滑胎。肝肾同源，肝藏血，肾藏精，两者相互影响。若肝气郁结，郁而化火，血海不宁，或久病体弱肝血不足，均可导致胎元不固，易致滑胎。

四、中药治疗

治则治法：益肾固冲，疏肝解郁。
方药举例：柴胡疏肝散合参芪寿胎方化裁。
柴胡疏肝散组成：柴胡、白芍、枳壳、川芎、香附、炙甘草。
参芪寿胎方组成：菟丝子、桑寄生、盐续断、阿胶、党参、黄芪。
方解：柴胡疏肝散疏肝解郁，方中柴胡、枳壳、香附疏肝行气解郁，白芍、炙甘草养血和营。参芪寿胎丸健脾益气、补肾安胎。方中菟丝子补肾益精，固摄冲任，肾旺自能荫胎，重用菟丝子为君；桑寄生、盐续断补益肝肾，养血安胎为臣；阿胶补血为佐使。加党参、黄芪健脾益气，是以后天养先天，生化气血以化精，先后天同补，加强安胎之功。二方合用，共奏疏肝解郁、补肾养血、固摄安胎之效。

五、针灸治疗

祖国传统医学认为，复发性流产患者情志上的改变与神的异常密切相关，神正常时，则情志条达，而当神异常时，表现为过激或淡漠，从而影响胎儿的正常发育。中医学认为脑主神明，为元神之府，在人体精神、意识、情志以及思维活动中发挥着重要的调节作用；心藏神，主神志，主导人的情志活动，"情志之伤，虽五脏各有所属，然求其所由，则无不从心而发"。督脉总督诸阳，为"阳脉之海"，沿脊上行，与心、脑关系密切，刺激督脉可振奋人体阳气，起到补脑益髓、宁心调神的功效。女性以肝为先天，肝主疏泄，调畅全身气机和情志，肝藏血，为心之母，而心神的物质基础是气血，气血运行有赖肝气条达舒畅，同时，足厥阴肝经循行上至巅顶，《灵枢·经脉》云："肝足厥阴之脉，起于大趾丛毛之际……挟胃，属肝，络胆……上出额，与督脉会于巅。"针刺肝经可疏肝理气、调节情绪。心包代心受邪，针刺手厥阴心包经可宁心安神。故常选取督脉、足厥阴肝经、手厥阴心包经等经络以畅达情志，摄养胎元。

百会穴：为"三阳五会"，属督脉，位于巅顶，与脑相通，针之可激发诸阳经气，可以促进脑部血液循环，调节大脑中枢神经系统，改善脑功能。

四神聪穴：为经外奇穴，居百会四周，刺之能安神定志、醒脑开窍，凡诸孔穴名不徒设，皆有深意，故以"神"命名的穴位，如四神聪、本神、神庭、神门、神堂、神道等均有调畅情志之功。

印堂穴：位于前额部，当两眉头间，通于督脉，刺之可推动督脉气血运行，以达宁心安神之效，从神经解剖学角度，印堂穴皮肤由额神经的滑车上神经分布，肌肉由面神经的颞支支配，其传入中枢为中脑下丘和脑桥，而脑桥内的蓝斑、中缝核均与情绪密切相关。

太冲穴：为足厥阴肝经输穴、原穴，又为冲脉的支别处，有利于肝脏疏泄，有疏肝理气的作用。

内关穴：位于手厥阴心包经，为八脉交会穴，通阴维脉，《针灸甲乙经》："心澹澹而善惊恐，心悲，内关主之"，主治情志不畅，气机失调，可有效调节抑郁、情绪低落症状，内关与太冲分别属于手足厥阴经，相配为同名经配穴法，根据"同气相通"理论基础，两者合用，可沟通上下经气，调整脏腑气血。此外，手厥阴心包经"循胸出胁"，足厥阴肝经"布胁肋"，两者相交于胸胁部，两穴相配，可达宽胸理气、疏肝解郁之效。

期门穴：位于足厥阴肝经，为肝经之募穴，通于肝气，是疏肝理气的要穴；肝俞为肝脏之气输注之处，内通于肝，尤擅调肝脏之气血；诸穴合用，调神、悦心、疏肝、解郁，使机体达到气机调畅、脏腑协调、气血阴阳平衡，有利于妊娠及胎元发育。

六、典型病案

李某，女，32岁，2023年5月22日初诊。

主诉：既往自然流产3次，停经50日，阴道流血伴腹痛1日。

病史：2016年至今，于妊娠40~80日后胚胎停育行人工流产或药物流产共3次。夫妇染色体检查正常，夫妇血型均为O型RH阳性；抗核抗体、抗心磷脂抗体正常；2020年查淋巴细胞亚群、抗双链DNA抗体正常。曾予以抗免疫治疗。平素性情急躁，易怒。刻下：停经50日，阴道少量褐色分泌物，偶感小腹刺痛，轻度腹胀，腰不适，紧张焦虑，无恶心呕吐，纳眠可，二便调。舌尖红，苔白，脉弦细。月经史：12岁（5~7）/28日，量可，色暗红，无腹痛。3年前流产，现月经量减少，经期延长至7日及以上，伴轻度腹痛，有少量血块，末次月经2023年4月2日，经前乳房胀痛。2023年5月3日自测尿妊娠试验阳性。

西医诊断：复发性流产，先兆流产。

中医诊断：滑胎，证属肾虚肝郁。

治法：补肾固胎，疏肝解郁。

方药：柴胡疏肝散合寿胎丸方加减。

菟丝子15g，桑寄生15g，盐续断15g，盐杜仲炭15g，麸炒白术20g，党参15g，黄芪20g，黄芩炭6g，炒白芍15g，旱莲草15g，苎麻根15g，柴胡10g，郁金10g，炙甘草6g。7剂，每剂2煎，水煎服，分早晚温服，服用7日。

二诊：停经60日，阴道少量褐色分泌物，无腹痛腹胀，无腰酸，无恶心呕吐，纳眠可，便调。舌尖红，苔薄白，脉弦细。2023年6月2日阴道彩超示：宫腔内见妊娠囊大小为2.2cm×2.0cm×1.6cm，可见胎芽及胎心管搏动，血激素示：雌二醇（E_2）为365.0pg/ml，孕酮（P）为21.3ng/ml，β-人绒毛膜促性腺激素（β-hCG）为6882mIU/ml。甲状腺功能、凝血四项与D-二聚体等检查未见明显异常。治疗方案同前，继观病情变化。

三诊：停经70日，阴道仍有少量淡粉色分泌物，无腹痛腹胀，B超示：宫腔内及妊娠囊2.7cm×2.2cm×1.8cm，及卵黄囊，直径约为0.6cm，见胎芽及胎心管搏动，超声提示：宫内早孕。继用上方加减。7剂，水煎服，每日1剂，分2次服。

四诊：停经80日，无阴道流血等不适，2023年6月22日血激素示：P为25.9ng/ml，E_2为689.00pg/ml，β-hCG为37997mIU/ml。治疗用药同前，7剂。

五诊：停经87日，轻度恶心，无呕吐，无阴道流血、腰酸腹痛等不适，血激素示：E_2为787.00pg/ml，P为26.42ng/ml，β-hCG为168471mIU/ml。嘱其注意休息，放松情绪，怡情养性，停用中药，NT未见异常，生命体征良好。后电话随访，产一子。

按：《景岳全书》所言："阳邪之至，害必归阴，五脏之伤，穷必及肾，此源流之必然,即治疗之要著。"此类患者,因其素体已虚,加以连续数次堕胎或小产,必致气血暗耗,脾肾亏虚,冲任失养,若未经孕前调补,贸然受孕,则将陷入虚而滑、滑更虚的恶性循环之中。数堕胎后,往往求子心切,精神压力较大,肝气不舒,气血运行不畅,胞脉不通,胞宫失养,在患者孕前数月即予以补肾疏肝、气血双补、调理冲任为法,可达到预培其损的目的。在补肾益精的同时,配伍应用部分疏肝理气之药,可使肾气旺盛,胎元牢固。

第三节　补肾益气法

一、适应证候

本法适用于中气亏虚,肾气不固者。血液环流不息,主要依赖于气的推动,气为血帅,血随气行,气调则血循常道,气充则血行流通。中气不足,脾胃虚弱,化源不足使气机虚弱,无力行血,血流缓慢,影响冲任,阻滞冲任可致滑胎。治疗以补气益肾为法。

二、证候表现

临床可见有3次或以上流产病史,腰膝酸软,精神萎靡,头晕眼花,少气懒言,神疲乏力,心悸气短,面色苍白,舌淡,苔薄,脉细弱。

三、证候分析

肾气不足,冲任不固,胎失所养,故使屡孕屡堕;中气亏虚,无力运血,气血不得上荣于面则见面色苍白,上不荣清窍则头晕眼花;脏腑失养,则神倦乏力,心悸气短。舌淡,苔薄,脉细弱,为气血两虚之证。

四、中药治疗

治则治法:益气养血,补肾固胎。
方药举例:胎元饮(《景岳全书》)去当归,加黄芪、升麻、阿胶、桑寄生。
组成:人参、白术、白芍、熟地黄、杜仲、陈皮、炙甘草、黄芪、升麻、阿胶、桑寄生。
方解:胎元饮主治妇人冲任失守,胎元不安不固者。方中人参、白术、炙甘草甘温益气、健脾调中,以助生化之源,使气旺以载胎;熟地黄、白芍补血养血安胎;杜仲补肾安胎;陈皮行气健胃。加黄芪、升麻补气升提,加阿胶、桑寄生养精固肾。全方共奏益气养血,固冲安胎之功。

五、针灸治疗

胃为水谷之海,胃处中焦,掌气血化生。"中焦出气如露……变化而赤为血"。补益气血常在足阳明胃经进行选穴。可选用足三里、冲阳等穴位以调补气血为主。冲阳为足阳明胃经之原穴，具有双向调节的作用，胃虚实之证皆可据此穴调整，《针灸大成》云："冲阳……足阳明胃脉所过为原，胃虚实皆拔之。"

足三里穴：属足阳明胃经，通过对足三里进行针刺治疗可强体魄，益气血，气血足，使胞脉得以生长。《针灸大成》言："三里……足阳明胃脉所入为合土……脏气虚惫，真气不足。"针刺冲阳及足三里可增强实胃气、益气血的功效。

对于"胎数落"治疗要注重温补脾肾之气，可选用命门、背腧穴等。命门位于后正中线上，处于两肾之间，属督脉。督脉是阳脉之海，针刺命门可激发周身之阳气。命门亦是人体元气之根本，于女子而言，其为系胞之处。命门与肾气关系密切，对人体先天之阴阳均有很好的调节作用。且清代黄元御亦曾提出脾土虚致胎陨源于命门火衰一说，可见，针刺命门以激发先天之元气，使命门之火不衰，命门之火不衰则脾土不绝，胎自得安。《类经》记载，五脏脉气皆出于足太阳经，其上腧穴是为五脏之俞。人体五脏之气在背部汇聚于背俞穴，针刺此穴可调节五脏之气。同时，背俞穴位于足太阳膀胱经上，与督脉并行，通过针刺背俞穴亦可调节周身之经气。肾是先天之本，为胞宫所系之处，其背俞穴是肾俞穴。脾是后天之本，输津液而灌四旁，其背俞穴为脾俞穴。针刺此二穴，是谓先后天之本同时医治。此外，三阴交是足三阴经（肝经、脾经、肾经）相交之腧穴，可同时调整此三条经络的气血运行及其相关脏器功能，亦可相配使用。

六、典型病案

病例1：王某，女，32岁，2019年6月5日初诊。

主诉：反复流产4次，现妊娠2个月。

病史：结婚6年，先后流产4次，每次均在妊娠3个月左右。现妊娠2个月，伴呕恶，难以进食，食入则吐，精神紧张，眠食不安，头晕乏力，腰膝酸软。面色萎黄，舌质淡红，脉细无力。B超检查示：子宫体积明显增大，内可见胎儿图像，胎心正常。

西医诊断：复发性流产。

中医诊断：滑胎，证属中气亏虚、胃失和降、肾气不固。

治法：健脾益气，和胃养胎。

方药：胎元饮合补中益气汤加减。

党参20g，黄芪30g，炒白术15g，陈皮15g，当归10g，柴胡10g，藿香10g，升麻6g，炙甘草6g，砂仁6g。7剂，水煎服，每日1剂。患者遵嘱服药，直至妊娠4个月后止。后电话随访，诉足月产一健康女婴。

病例2：赵某，25岁，2021年5月13日初诊。

主诉：妊娠50日，伴阴道少量出血2日。

病史：以往有3次自然流产史，分别于妊娠3个月、2个月及50日，曾用黄体酮、维生素E和其他中药治疗无效。现妊娠1月余，阴道少量出血2日，腰痛如折，下坠明显。B超检查示：胎心正常。患者面色萎黄，形体瘦弱，气短懒言，舌质淡红，苔薄白，脉滑无力。

西医诊断：习惯性流产，先兆流产。

中医诊断：滑胎，证属肾气不固、气血不足。

治法：补肾益气，养血安胎。

方药：补肾益气汤加味。

菟丝子 15g，川续断 10g，杜仲炭 10g，桑寄生 15g，党参 20g，黄芪 15g，炒白术 10g，白芍 15g，阿胶 10g（烊化），鹿角霜 10g，甘草 3g。7 剂，每日 1 剂，水煎分 2 次服，并嘱其绝对卧床休息，避免精神紧张，禁止性生活。

二诊：服药后出血减少，腰腹坠痛减轻，药中病所，继服 7 剂，每日 1 剂，水煎分 2 次服。

三诊：患者阴道出血止，微腰痛无坠感，舌脉均属正常，上方去鹿角霜，再服 7 剂，以后按上方随症加减，间断服药至妊娠 3 个月停药。后电话随访，诉产一健康女婴。

病例 3：何某，女，32 岁，时间：2020 年 9 月 25 日初诊。

主诉：胚胎连续孕堕 3 次。

病史：连续 3 次自然流产，均发生于妊娠 40 日左右，近 1 次自然流产发生于 2019 年 10 月，既往有 2 次人工流产史，平时经期规则，每次持续 5 日，周期 30 日，末次月经 2020 年 9 月 21 日，月经色黯、量中，无痛经、血块。症见腰部酸痛，下腹偶有胀痛，纳差，睡眠尚可，大便稍干结，舌暗红少苔，脉细数。妇科检查未见明显异常，封闭抗体、凝血功能、染色体检查、抗核抗体、甲状腺功能、抗精子抗体、性激素检查均未见明显异常。B 超示子宫、双附件未见异常。

西医诊断：复发性流产。

中医诊断：滑胎，证属肾精亏虚。

治法：补肾填精，固冲益气。

方药：桑椹汤加减。

桑椹 10g，菟丝子 15g，党参 15g，山药 20g，熟地黄 15g，杜仲 10g，当归 10g。每日 1 剂，水煎服。

二诊：服药后，腰酸较前缓解，但仍偶有腰疼，下腹痛。前方基础加陈皮 15g，炒白术 10g。加减调理 2 个月经周期，定期监测卵泡及子宫内膜变化情况，指导同房。

三诊：末次月经 2020 年 12 月 10 日。查血 β-hCG 为 516.3IU/L，E_2 为 1007pmol/L，P 为 36.21nmol/L。B 超示宫内妊娠。阴道少量流血，腰部间断性酸痛，偶有下腹痛，舌红苔薄白有齿痕，脉弦数。证属肾中精气亏少，治以滋肾固冲，填精益气安胎。药用桑椹 10g，桑寄生 15g，阿胶 10g（烊），苎麻根 10g，熟地黄 20g，菟丝子 10g，山药 10g，杜仲 10g，山茱萸 10g，白术 10g，白芍 10g，枸杞子 10g。服法同前。

四诊：停经 48 日，服用 7 剂后阴道出血止，腰酸较前有较好的改善，偶有下腹胀。守上方加减安胎。

五诊：诉腰部酸胀感减轻，无明显腰痛。查血 β-hCG 为 11020.8IU/L，P 为 90.28nmol/L，B 超提示宫内早孕 8^+ 周，活胎。继续守方补肾安胎治疗，服药至妊娠 12 周左右。嘱其定期产检，随访胚胎生长良好，后诉足月顺产一健康活婴。

按：古人云："肾者，主蛰，封藏之本，精之处也。"女性能否正常孕育，或胎孕牢固与否，有赖肾气的封藏。若肾气盛，封藏正常，则胎孕正常，足月顺产；反之，则胚胎流产。《傅青主女科》云："堕胎者，人只知下部太寒也，谁知是气虚不能摄胎乎！夫人生于火，亦养于火，非气不充，气旺则火旺，气衰则火衰。人之所以坐胎者，受父母先天之真火也。先天之真火，即先天之真气以成之。故胎成于气，亦摄于气，气旺则胎牢，气衰则胎堕，胎日加长，而气日加衰，安得不堕哉。"此类患者禀赋素弱，复屡堕胎，耗伤气血，肾虚冲妊不固，胎失所系，气不足以载胎，血不足以养胎而胎动不安。

第四节　补肾养血法

一、适应证候

证属肾气亏损，气血虚少。房事不节、早婚，耗精伤肾，过多产育，耗气血伤肾精，损伤冲任胞宫，可见胎动不安、堕胎小产。或跌仆伤血，闪挫伤气，气血两伤，冲任受损，孕期易胎漏、胎动不安、堕胎、小产。

二、证候表现

临床可见有3次或以上流产病史，精神萎靡，头晕眼花，少气懒言，神疲乏力，心悸气短，面色苍白，舌淡，苔薄，脉细弱。

三、证候分析

冲任二脉失其肝肾之所系，气血失养，导致冲任不固，胎元不安或胚胎缺损，不能成形而屡孕屡堕。若肾气虚损，失于封藏，则子宫藏泻失司，可致滑胎，肾气虚，冲任不固，胎失所系，系胞无力，可致胎漏、胎动不安、滑胎。冲任血虚，可发生胎动不安、滑胎。

四、中药治疗

治则治法：补肾养血固胎。
方药举例：泰山磐石散（《景岳全书》）。
组成：人参、黄芪、白术、炙甘草、当归、续断、川芎、白芍、熟地黄、黄芩、砂仁、糯米。
方解：泰山磐石散主治妇人妊娠，气血两虚的胎动不安或屡有堕胎者。方中人参、黄芪、白术、炙甘草补中益气；当归、白芍、熟地黄、川芎补血养血；续断补肾强腰；砂仁、糯米调养脾胃以助气血生化；黄芩清热凉血，防止药升阳化热。全方合用，共奏补气养血固冲之效。

五、针灸治疗

古言："诸小者，阴阳形气俱不足，勿取以针。"即在人体气血均明显不足的状态下，不倡导进行针刺刺激。但在这种情况下，艾灸可发挥其阴阳并补的作用，可弥补针刺的不足。古言："针所不为，灸之所宜……阴阳皆虚，火自当之。"选穴以腰阳关、次髎、关元、子宫、三阴交、阴陵泉为主，腰阳关与次髎搭配，达到强腰、补肾、行血的功效，次髎可刺激骶后神经，激活经络血气，促进腰骶部的脏腑功能；关元为任脉要穴之一，是任脉与足三阴经的交会穴，具有调节气血、补充元气的效果；子宫为经外奇穴，可调理冲任，对女性生殖系统脏腑具有激活与调节的作用，是女性生殖系统疾病的常用配伍腧穴；三阴交为肝、肾、脾三经之交会穴，具有调理气血，温经活血，增强元气的作用。通过艾灸上述配伍腧穴，达到刺激血液循环，活血养血补肾。

六、典型病案

病例：黄某，女，28 岁，2021 年 7 月 18 日初诊。

主诉：妊娠 1 个月，前 3 次均在妊娠 4 个月后发生流产。

病史：有 5 次人工流产、3 次自然流产病史。妊娠后少腹冷痛，四肢不温，形寒喜暖，腰膝酸痛，小便清长，舌淡，苔白薄滑润，脉沉迟无力。

西医诊断：习惯性流产。

中医诊断：滑胎，证属肾气虚寒、胎元失养。

治法：补气温经，固胎。

方药：泰山磐石散加减。

人参 3g（另煎），当归 9g，白术 10g，熟地黄 12g，川续断 10g，杜仲 10g，砂仁 3g（后下），桑寄生 10g，肉苁蓉 10g，巴戟天 10g。7 剂，水煎服，每日 1 剂。

二诊：服上方 7 剂后，少腹冷痛、四肢不温、形寒喜暖、腰膝酸痛等症状明显减轻，但小便清长无明显改善，舌淡，苔白薄润，脉沉细无力。阳气渐复，肾气仍然不固。上方减巴戟天，加金樱子 10g，7 剂，水煎服。

三诊：服上方 7 剂后，诸症消失，舌淡，苔白薄，脉细滑。继服上方 3 个月。1 年后随访，顺产一男婴。

按：肾为先天之本，主藏精，主生殖，系胞胎。肾气的盛衰不仅关系到能否受孕，即便是妊娠后，对胚胎的生长发育仍然起着重要的作用。故肾虚是胎元不固的一个重要方面，肾以系胎、气以载胎、血以养胎，肾、气、血是固健胎元的重要条件。肾为生精之源，而精血同源；"养胎者血也，护胎者气也"。

第五节 补肾活血法

一、适应证候

适用于证属肾虚不固，瘀血阻滞者。堕胎之后，肾气大伤，损伤冲任，再加手术之创，最终形成肾虚血瘀，或多次流产而致素体更虚，瘀血叠滞。继而加重肾亏血瘀，随之恶性循环，引发本病。肾虚与血瘀相互兼存，互为因果。

二、证候表现

屡孕屡堕，甚或应期而堕，孕后腰膝酸软，头晕耳鸣，夜尿频多，面色晦暗，有3次或以上流产史，甚则面色黧黑，肌肤无华；舌质紫黯，或见瘀斑瘀点，脉象细涩。或舌质淡边有瘀点或瘀斑，或舌下脉络青紫粗胀，苔薄白，脉细滑尺脉沉弱。

三、证候分析

气为血之帅，血为气之母，气可温血行血。若肾虚则封藏、固摄功能失职，致气血运行不畅，血留胞宫，冲任受损。则"胎至三月再长，其内无容身之地"。瘀血阻滞，新血难归，所谓"宿血积于胞中，新血不能成孕"，故受妊而胎失养。而肾虚致瘀已成为必然。因胚孕既成，冲任汇聚精血于胞脉以供养胚胎，然汇聚之精血无疑增加了血液运行阻力，从而加速瘀血的形成。而瘀血不去，有碍于新孕，使胎元难以固系。瘀血内阻，气血失和，胎元失养，以屡孕屡堕。瘀血内阻，气血运行不利，肌肤失养，则见面色黧黑，肌肤无华。舌质紫黯，或见瘀斑瘀点，脉象细涩为血瘀之证。

四、中药治疗

治则治法：补肾祛瘀，活血安胎。

方药举例：桂枝茯苓丸（《金匮要略》）合寿胎丸。

组成：桂枝、芍药、桃仁、牡丹皮、茯苓、菟丝子、桑寄生、续断、阿胶。

方解：桂枝茯苓丸主治素有癥病，妊娠后癥瘤害胎，漏下不止。方中桂枝温经通阳，以促血脉运行而散瘀为君；白芍养肝和营，缓急止痛，或用赤芍活血化瘀消癥为臣；牡丹皮活血化瘀为佐；茯苓健脾益气，宁心安神，与桂枝同用，通阳开结，伐邪安胎为使。诸药合用，共奏活血化瘀、消癥散结之效。对于宫颈功能不全者，可在妊娠前或妊娠后行宫颈内口环扎术，配合补肾健脾、益气固冲法治疗。寿胎丸主治滑胎及预防流产。方中菟丝子补肾益精，固摄冲任，肾旺自能荫胎，故重用菟丝子为君；桑寄生、续断补益肝肾，养血安胎为臣；阿胶补血为佐使。四药合用，共奏补肾养血，固摄安胎之效。加党参、白术健脾益气，是以后天养先天，生化气血以化精，先后天同补，加强安胎之功。

五、针灸治疗

《针灸大成》云："人之气血凝滞而不通，犹水之凝滞而不通也，水之不通，决之使流于湖海，气血不通，针之使周于经脉"，针刺可以通过疏通经络而活血化瘀，促进气血运行。任脉为"阴脉之海"，主一身之阴，《素问·骨空论》记载："任脉为病，男子内结，七疝，女子带下，瘕聚"，凡精、血、津、液等都属任脉总司，脾主运化，可化血为气，运化血瘀，还可引血归经，祛除人体内的瘀血，促生新血，脾经与任脉联用可调整机体经络气血及脏腑功能，防止瘀血的产生，并促进蓄积瘀血的消散。

关元穴其下为胞宫之所，为元阴、元阳之气闭藏之处，为女子藏血之处，《针灸甲乙经》谓:"女子绝子,蛎血在内不下,关元主之";子宫穴为经外奇穴,根据腧穴脏腑学说及腧穴近治作用,子宫穴是胞宫外应之所在,针刺可调和气血,改善局部血液循环;神阙穴属任脉,为经络之总枢,经气之海,通过冲、任、督、带四脉统络全身,内连五脏六腑及胞宫,具有培元固本、通经络活气血等功效,《针灸甲乙经》记载:"绝子灸脐中,令有子。"艾灸神阙,可明显改善患者月经等中医证候,推动血行,改善子宫内膜的血流灌注,从而改善子宫内膜容受性,起到温阳健脾调冲任、活血通络、助孕安胎之功。血海属于足太阴脾经,又名血郄,能调血气、理血室、引血归经、导血归海。针刺血海,可以促进血液运行,改善血液循环,对下丘脑-垂体-性腺轴功能具有调整作用,起到养血调经、行血化瘀的功效。地机为足太阴脾经郄穴,是经脉气血深聚之处,具有阴经郄穴治疗血症的一般特性,可通过调节脾经经气以通达气血,用于治疗妇科血瘀之证。三阴交不仅有健脾补肝益肾之功,亦为调血之要穴,可活血通络、祛瘀生新。诸穴协同疏通血脉,破散瘀结,使旧血去,新血生,胎得养。

六、典型病案

病例1:齐某,女,30岁,2021年3月19日初诊。

主诉:停经37日,尿hCG(+),阴道少量暗褐色分泌物1日。

病史:既往3次难免流产,均于妊娠50~60日胚胎停止发育而行清宫术。此次妊娠37日,少腹隐痛,腰酸,寐可,B超示宫腔内见一小暗区,未见明显卵黄囊及胎芽,左侧子宫动脉阻力指数(RI):0.90,搏动指数(PI):2.89,收缩期峰值流速与舒张末期流速比值:9.92;右侧子宫动脉RI:0.89,PI:3.08,S/D:9.52。

西医诊断:先兆流产,复发性流产,易栓症。

中医诊断:胎动不安,证属肾虚血瘀。

治法:补肾活血安胎。

方药:寿胎丸合桂枝茯苓丸合当归散加减。

桑寄生10g,苎麻根15g,黄芪20g,墨旱莲15g,菟丝子10g,藕节炭15g,续断15g,覆盆子10g,太子参10g,生白芍10g,大枣15g,当归10g,麸炒白术10g,黄芩6g,白及3g。7剂。每日1剂,水煎服。

二诊:停经65日。患者暂无阴道流血,腰酸,乳胀,便秘。拟方:苎麻根炭20g,桑寄生、党参、菟丝子、黄芪、藕节炭、盐杜仲、龙骨、枸杞子各15g,当归、姜半夏、肉苁蓉各10g,姜厚朴、紫苏梗、木香各10g。调治半个月。

三诊:停经12周,患者恢复较好,无不适,施以方剂继续益肾固冲,补气安胎。前方去木香、盐杜仲,加太子参、白术各15g,调治半个月。

四诊:复查B超及血小板聚集率,数值均属正常范围,患者近期未有特殊不适,胎儿发育正常,超过既往流产月份5周。后电话随访,诉足月产一健康男婴。

病例2:姜某,女,2019年8月19日初诊。

主诉:不良妊娠3次,现停经6周余,尿hCG(+),阴道少量流血。

病史:因晨起遇冷打喷嚏后小腹隐痛,阴道少量流血。刻下:乳房胀痛,小腹坠胀,便干,畏寒,足冷,舌质黯、苔厚腻。妇科检查见阴道内褐色分泌物。人绒毛膜促性腺激素：16849IU/L，雌二醇：236.49pg/ml，孕酮：59.08nmol/L。D-二聚体正常，MARAA：89%。B超示：左侧子宫动脉RI：0.82，PI：2.11，S/D：5.60；右侧子宫动脉RI：0.86，PI：2.25，S/D：7.19。

西医诊断：先兆流产，复发性流产，易栓症。

中医诊断：胎漏、滑胎，证属冲任虚寒、气滞血瘀。

治法：温补冲任，理气化瘀。

方药：补肾固冲汤合桂枝茯苓丸合寿胎丸加减。

桑寄生15g，苎麻根炭15g，覆盆子10g，龙骨15g，枸杞子10g，藕节炭15g，当归炭10g，菟丝子10g，白芍30g，陈皮10g，黄芩炭10g，太子参10g，姜半夏9g，柏子仁10g，荆芥炭6g，甘草6g，砂仁3g。7剂，每日1剂，水煎服。

二诊：患者自述阴道出血停止，夜间易醒，偶腰酸腹坠，便秘。前方去黄芩炭、荆芥炭、太子参、柏子仁，加淮小麦30g，盐杜仲15g，百合12g，炒酸枣仁、天冬各10g。每日1剂，水煎服。配合口服地屈孕酮片10日。

三诊：患者近日心情焦虑，乳房胀痛，夜寐不佳，二便调，微感风寒，喉中不适，舌红，苔白腻，脉细滑。前方去盐杜仲，加桔梗、瓜蒌皮、桑叶各10g，丹参、金银花各6g，北柴胡3g。14剂，浓煎。另合用达肝素钠注射液，保胎效果更佳。

四诊：复查示胚胎发育良好，且血小板聚集率等均降至正常范围，继用前方14剂。后电话随访，诉足月剖宫产一女婴。

案例3：蔡某，女，32岁，2019年11月12日初诊。

主诉：不良妊娠史3次，欲调理自然妊娠。

病史：患者近5年分别于妊娠60日、70日、65日后胚胎停育，行清宫术。平素月经（5~6）天/（30~45）天，量少，色暗红，无明显经行不适。末次月经2019年10月14日。纳寐可，二便调，舌暗苔白，脉沉细弱。

西医诊断：复发性流产。

中医诊断：滑胎，证属肾虚血瘀。

治则治法：养血通经、祛瘀生新。

方药：桂枝茯苓丸合桃红四物汤加减。

桂枝10g，茯苓10g，牡丹皮10g，熟地黄20g，当归10g，川芎10g，赤芍10g，桃仁10g，红花10g，川牛膝15g，王不留行10g，香附10g，枳壳10g，炙甘草6g。7剂，水煎服，每日1剂，饭后温服。

二诊：月经推迟10日，服药后行经，末次月经2019年11月24日，5日净，量少，色淡红，无血块，无经期腹痛，久立腰酸痛。纳寐可，二便调，舌淡苔薄白，脉沉细弱。前方减川牛膝、王不留行，加女贞子12g，旱莲草12g，枸杞子12g，山萸肉12g，制何首乌20g，黄芪15g。14剂，水煎服，每日1剂，饭后温服。

三诊：患者无不适，后以上方加减化裁治疗3月余，于2020年5月28日自测尿妊娠试验阳性，自然妊娠。5月30日阴道见褐色分泌物，无腹痛，伴口腔溃疡。纳寐可，大便1次/（1~2）日，小便可，舌淡红苔白，脉弦缓。处方：桑寄生20g，续断15g，菟丝子15g，阿胶6g（烊化），党参15g，炒白术10g，苎麻根30g，乌贼骨30g，黄芩6g，生地黄20g，甘草6g，7剂，水煎服，每日1剂。

四诊： 现妊娠 43 日，阴道无褐色分泌物，稍站即觉腰部酸累不适，平躺后可减轻，自觉全身乏力，双腿尤甚，纳寐可，二便调，余无明显不适，舌淡苔白，脉沉细弱。上方减苎麻根、乌贼骨、黄连，加炒杜仲 20g，炙黄芪 30g，升麻 6g，7 剂，水煎服，每日 1 剂。

五诊： 超声检查示：子宫体前位，增大，宫腔内探及不规则孕囊回声，内可见胚胎回声，可见胎心管搏动，头臀长约为 0.36cm，孕囊周边探及少量液性暗区。宫颈大小约为 3.5cm×2.9cm。左卵巢大小约为 3.2cm×2.6cm，内见黄体回声。右卵巢大小约为 2.4cm×0.8cm，直肠窝无暗区。超声检查示：早孕，先兆流产。守四诊方继用 10 剂，上方加减治疗 20 余日，血止胎健，嘱停药，卧床休息以养胎。后电话随访，诉足月剖宫产一健康男婴。

按： 患者因多次流产，气血大伤而致月经不调，《女科正宗·广嗣总论》有"男精壮，女经调，有子之道也"，故月经不调当先调经，待其气血调和，月经正常，则容易受孕。如《女科要旨·种子》云："种子之法即在于调经之中。"张景岳《景岳全书·妇人规·经脉诸脏病因》亦提到："女人以血为主，血旺则经调而子嗣……故治妇人之病，当以经血为先。"首诊月经应至而未至，予以四物汤以养血通经；患者诉经量少，久立腰酸，肾虚、冲任不足之象明矣，腰乃肾之府也，以补肾益精、养血益气。加减调理三月余，精血满溢，乃成胎孕。因肾气本虚，妊娠后系胎无力，先兆流血，给予寿胎丸，填补肝肾，使胎有所养，增强系胎之力，使胎元健固；加苎麻根，以止血安胎，强调"预培其损"，药后血止，嘱卧床静养。

患者曾有屡孕屡堕史，气血数伤当大补；其胞宫瘀滞，旧血难出，新血难入，故止血同时还需活血。此为基本治法，使气血下聚胎元，胎有所养。其中以寿胎丸为主补肾益精安胎，再施以八珍汤以滋后天，使肾精充盛、血海充盈，胎元得固。加当归散，减轻小腹疼痛症状；藕节炭收敛止血；旱莲草、黄芩、苎麻根合用，安胎除热，预防冲任不固之下血。中药序贯治疗，随症加减，胚胎发育良好。

第五章 复发性流产的中医预防

中医学历来重视疾病的预防,"预培其损"之立论依据,知"其损"方能"预培"。早在《黄帝内经》中就提出了"治未病"的预防思想,强调"防患于未然"。包括未病先防和既病防变两个方面。未病先防,是在尚未发病之前,采取适宜的措施,防止疾病的发生;既病防变,则是在发病之后,早期诊断,及时治疗,预防疾病的传变和恶化。"治未病"的思想在妇科临床上,特别是在复发性流产的妊娠前、妊娠期预防干预过程中起着重要的指导作用。

第一节 未病先防

一、未孕先查

染色体异常是早期流产最常见的原因。1/2以上的早期流产与胚胎染色体异常有关,除遗传因素外,感染、药物等因素也可引起胚胎染色体异常。检查女方有无贫血、高血压等全身性疾病,有无 TORCH 感染;有无子宫发育不良、双子宫、子宫纵隔等子宫畸形;有无子宫肌瘤、子宫息肉等病变;有无高泌乳素血症、黄体功能不足、甲状腺功能减退、严重糖尿病血糖未能控制等。母体抗磷脂抗体过多、抗精子抗体存在、封闭抗体不足、抗子宫内膜抗体、母胎血型抗原不合等,均是引发流产的危险因素。研究发现流产女性外周血中 $CD4^+$ 等表达率明显低于正常妊娠女性外周血中 $CD4^+$ 的表达率。砷、铅、甲醛、苯等化学物质放射线的过多接触,均可能引起流产。男方也应检查染色体、精液分析等,及早查明流产的原因,排除可引起流产的各种因素。

二、未孕先治

所谓未孕先治,固肾为本,是在未受孕之前,即着重于肾气的调养。所以在未受孕之前,必须注意调理气血,温养冲任,以肾为本,从而固护其根蒂。

《女科要旨·种子》曰:"种子之法即在于调经之中。"张景岳在《经脉诸脏病因》中说:"女人以血为主,血旺则经调而子嗣……故治妇人之病,当以经血为先。"这些论述均提示,若女性月经不调当先调经,待其气血调和,月经正常,则容易受孕,胚胎质量较好。而反复自然流产患者常以滑胎就医,忽略其月经不调的病症,月经作为外在表现,其异常反应除了机体"肾气-天癸-冲任-胞宫"生殖轴的失调,实则为胎孕异常的根本原因,因此对月经病的辨证论治是治疗滑胎过程中体现"预培其损"原则最好的预防性治疗措施。

月经周期一般可分为行经期、经后期、经间期、经前期四期。①行经期：重阳转阴，月经来潮，排出经血，祛旧迎新。夏桂成云："应泄之经血排出，当彻底干净，留得一分瘀，影响一分新生，旧周期遗留之物须荡涤，新周期所生的一切须扶植。"治拟调血泻下。②经后期：阴长阳消，经血下泄后，子宫胞脉相对空虚，阴血亦相对不足，血室已闭，胞宫藏而不泻，使阴血渐长，故治拟滋阴养血。③经间期：《女科准绳》引袁了凡语："天地生物，必须氤氲之时，万物化生……凡妇人一月经行一度，必有一日氤氲之候"，并指出"顺而施之则成胎"。这一时期的生理特点主要在于氤氲状排出卵子及重阴转阳的变化，此期用药有助于气血的升发，故治拟温阳补血。④经前期：最大的生理特点在于阳长阴消，阳长的目的是促进精卵的结合，使受精卵种植于子宫，有利于胚胎的发育。阳长必须阴消，阴消才能保持阳长。此期宜补肾助阳。

妊娠前调经还需根据身体状况进行辨证论治，方可使脏腑气血调和，先天之源肾气充盛，后天之源脾气充实，从而使孕后胎元结实，不易轻易滑胎。

1. 肾脾亏虚 滑胎重在脾肾，孕前调养。症见屡孕屡堕，腰膝酸软，头晕耳鸣，肢倦体乏，精神萎靡，眼眶暗黑，食少纳呆，夜尿频数，大便时溏，舌质淡红或黯，苔薄，脉沉弱。治宜补肾健脾、固摄冲任。

2. 气血两虚 屡孕屡堕，面色萎黄，头晕，肢倦疲乏，气短心悸，舌淡，苔薄白，脉细弱，重按无力。治宜补益气血，"滑胎之损"有源于先天之肾，肾气阴阳有伤，冲任虚衰，胎元不得固系而致滑胎，有源于后天之脾胃，脾胃虚弱，气血不生，冲任不足，胎元难得摄养而致滑胎，而先后天互为因果，所培之法，当以补肾健脾，益气养血，调理冲任为主。

3. 血虚内热 屡孕屡堕，身体消瘦，烦躁不宁，或难寐多梦，便结口干，舌质红少苔，脉弦细略数。治宜养血清热，固摄冲任，现代女性身体状况尤以实盛居多，因热滑胎者一直居于首位。

4. 瘀血内阻 屡孕屡堕，阴道流血，时轻时重，血色黯黑，小腹拘急，偶有刺痛，舌质黯红，或有瘀点，苔薄，脉沉涩。治宜清理瘀血，复原胞宫，欲安胎防堕，应始于未孕。滑胎之因虽主要为脾肾不足，气血亏虚及冲任不固等，但屡孕屡堕，易致瘀留胞宫，瘀血不去，一则妨碍再孕，再者即使受孕，胎元亦难以巩固，主张新孕之前先活血化瘀，以清宫，化瘀生新，重新营造孕育环境。

三、纠因治疗

复发性流产患者经各项检查确定发病原因后，应进行相应的治疗。引起复发性流产的病因复杂，主要包括染色体异常、解剖异常、内分泌因素、感染、免疫异常等。对伴有染色体结构异常的复发性流产夫妇进行胚胎植入前诊断（PGD），可用于改善胎儿安全出生率。对于解剖异常的育龄女性，主张妊娠前常规进行妇科检查，及时发现、纠正生殖器的异常。内分泌、感染、免疫因素导致的复发性流产采取西医对症治疗的同时，可结合临床症状辨证论治。《医学衷中参西录》言："肾旺自能荫胎也。"肾虚是复发性流产的主要病机，在肾虚基础上常兼夹瘀、热、痰、湿、毒等病理因素。如抗磷脂综合征阳性者，根据其胎盘血栓形成的病理特点，属于中医"瘀"的范畴，多因肾气亏损，气虚无力行血，久则致瘀，导致胎漏、胎动不安甚则堕胎，治拟补肾化瘀养胎，运用活血化瘀之品时，恐有动胎伤胎之虞，但辨证明确则应适当加用此类药物，"有故无殒，亦无殒也"，选用活血化瘀药中平和之药如丹参、赤芍等，中病即止，避免使用破血逐瘀之品。针对母儿 ABO 血型不合者，是因母体湿热之邪化为胎毒，传于胎儿，致胎儿肝失疏泄，胆汁外溢发为黄疸，治可清热利湿。多囊卵巢综合征并发复发性流产患者则以痰湿、血瘀为标，肾虚为本，治疗当标本同治，方能一奏疗效，运用补肾药的同时酌加苍附导痰丸或桂枝茯苓丸加减。外因如 TORCH 感染者，多因邪毒炽盛，治拟清热解毒，酌加金银花、板蓝根、蒲公英等品，若见正虚者，当益气扶正。复发性流产的病因治疗采取西医辨病与中医辨证相结合的方法，不仅有利于病因的筛查，更有助于病因的诊疗，最终达到"培损"之目的。

四、固本治疗

"经水出诸肾"（《傅青主女科》），而"胞胎系于肾"（《医学心悟》），复发性流产的病因病机必以肾虚为根本，补肾之阴阳以求"阴平阳秘"，为预培其损之首要，而经血为水谷之精气，其所出关乎"肝主藏血及疏泄""脾主运化及生血"，故于备孕前期，以补肾大法为根本，兼顾肝脾二脏，以求肾肝脾三者共调。

在中医整体观及辨证论治理论体系指导下的中医药具有多成分、多环节、多靶点综合调节人体机能的特点。近年来实验研究发现，灵芝、熟地黄、淫羊藿、当归等中药及其主要成分，能调节机体细胞免疫和体液免疫，不同程度地提高免疫功能。对有复发性流产病史的患者来说，在计划妊娠的当月应用补肾益精促卵泡发育之中药调护，排卵后服用补肾健脾健黄体功能之中药调护，将会减少复发性流产的发生。备孕前调理最讲求"预培其损"，需病证结合、审证求因调理脾肾气血，固本调冲，此期往往需 3～6 个月，为受孕奠定基础。

第二节 既病防变

复发性流产的孕后安胎应注意两点，一是妊娠后应立即给予保胎治疗；二是治疗期限应超过以往堕胎、小产之孕周。

一、培元安胎

妊娠期培元安胎，肾旺脾健以固胎。既确认有孕，《景岳全书》载："夫胎以阳生阴长，气行血随，营卫调和，则及期而产，若或滋养之机少有间断，则源流不继而胎不固矣"。肾为先天之本，以系固胎元，肾虚则胎系不固；脾为后天之源，以化生气血，脾虚则滋养无源，故安胎重脾肾。

《景岳全书》言："凡治堕胎者……而预培其损，保胎之法无出于此，若待临期，恐无及也"，于确认妊娠之初即需积极保胎，预培脾肾以安护胎元，不可待见胎动不安、胎漏等才行保胎，临床上常需安胎至前堕胎之期，再稳固 1～2 周后，或至妊娠 3 个月。

复发性流产每次流产往往发生在同一个妊娠月，具有"应期而堕"及"屡孕屡堕"的特点，《明医杂著·妇人半产》提出："下次有胎，先于两个半月后，即用固胎药十数服，以防三月之堕"，故在初次确定宫内妊娠后即注重安胎保胎治疗，也是"预培其损"的另一体现。

二、辨证安胎

张景岳言："凡妊娠胎气不安者，证本非一，治亦不同，盖胎气不安，必有所因，或虚或实，或寒或热，皆能为胎气之病，去其所病，便是安胎之法，故安胎之方不可执，亦不可泥其数月，但当随证、随经，因其病而药之，乃为至善。"其强调孕后安胎应辨证论治。

1. 肾气亏虚　症见屡孕屡堕，精神萎靡，目眶黯黑，或面色晦暗，腰膝酸软，舌淡嫩，脉沉弱，治拟补肾益气安胎，方用安胎合剂加减（菟丝子、续断、杜仲、桑寄生、党参、白术、砂仁、熟地黄）。

2. 气血两虚　妊娠后若神疲乏力，心悸气短，面色苍白，阴道出血，色淡，舌淡白，苔薄，脉细弱，治拟益气养血安胎，方用胎元饮加减（党参、白术、甘草、黄芪、熟地黄、白芍、川续断、砂仁）。

3. 阴虚血热　妊娠后时感口干，两颧潮红，形体消瘦，手足心热，烦躁不安，舌质红、少苔，脉细数，治拟滋阴凉血安胎，方用保阴煎加减（生地黄、熟地黄、白芍、黄柏、黄芩、菟丝子、女贞子、旱莲草）。

4. 湿热内蕴　症见阴道出血，量少，质黏稠，伴胸闷，呕恶，渴不多饮，带下色黄有臭味，舌红、苔黄腻，脉濡滑，治拟清热利湿安胎，方用知柏地黄汤合寿胎丸加减（知母、黄柏、生地黄、山茱肉、山药、黄芩、茵陈、菟丝子、桑寄生、川续断）。有出血者，加用止血药，如阿胶珠、莲房炭等；恶心呕吐，酌加竹茹、紫苏梗、陈皮等；小腹坠胀，加用生黄芪、白术、升麻等；腰酸明显者，酌加桑寄生、续断、杜仲等。

第三节　孕后安胎

《经效产宝》认为："安胎有二法，因母病以动胎，但疗母疾，其胎自安，又缘胎有不坚，故致动以病母，但疗胎则母瘥。其理其效，不可违也。"后世《景岳全书》进一步指出："盖胎气不安，必有所因……去其所病，便是安胎之法。"无论母病、胎病，祛病安胎是滑胎中医治疗之大法。

一、补肾养血安胎

徐元山提出除针对病因调治外，更应重视孕后用药。若患者无明显寒、热、虚、实症状，多采用补肾固冲任、益气养血安胎的方法，常用药物为平和柔润之品，忌燥烈、苦寒、滋腻之物。其中，补气药多选黄芪、白术、党参或太子参等，振奋中州，以滋化源，使中气足、带脉固，则胎有所载。养血之品多选熟地黄、白芍、枸杞子、阿胶等。补肾固冲任之品常用续断、桑寄生、炒杜仲、菟丝子、巴戟天等，使肾气充盈，冲任强固，胎有所系。习惯性流产多以脾肾两虚为主，治疗应重在补脾益肾，但受孕之后，阴血聚于冲任以养胎，致使孕妇机体处于阴血偏虚、阳气偏亢的生理状态；同时随着胎儿渐大，往往影响机体气机之升降。故在用药时，在补肾培土的同时，还应佐以清热、理气而安胎。罗勤等观察28例反复自然流产患者服用八珍颗粒剂合固肾安胎丸的疗效，结果表明，保胎成功率明显高于西药对照组。张莹等观察养血安胎颗粒治疗42例反复早期自然流产患者，治疗后NK细胞活性和Ts细胞活性均较治疗前显著下降，差异具有极显著性意义；与对照组比较差异均有显著意义，提示养血安胎颗粒可以通过调节NK细胞活性和Ts细胞活性进而调节机体免疫功能。

二、补肾宁心安胎

赵锐等主张从心论治原因不明的复发性流产，他认为原因不明的复发性流产患者心理压力极大，长时间处于压抑、沮丧的精神状态，负面情绪因素成为影响疾病发展的重要因素，可进一步影响疾病的预后。观察52例复发性流产患者口服养心安胎饮（桂枝、甘草、茯苓、远志、柏子仁、酸枣仁、五味子、菟丝子、桑寄生、续断、杜仲）的疗效，结果表明有效率达92.6%，与西药对照组相比有显著性差异。宋元元等分2个阶段治疗复发性自然流产：受孕前通常采用夏桂成教授的"补肾调周法"及心理疏导，提高机体免疫力；受孕后把握时机，治疗上以补肾宁心为主，佐以清热安胎、理气固脱之品。周燕妮等以心、肾为中心，阐述了其与滑胎的关系，认为心神不宁和肾虚是滑胎的主要病因，心肾不交是滑胎的基本病机，补肾宁心是滑胎的基本治则。王战云等研究统计发现，心理护理能明显提高滑胎患者的治愈率，缩短住院时间。贺华用中药配合心理疗法治疗习惯性流产，有效率可达75.75%。

三、扶正祛瘀安胎

李卫红等主张从瘀论治复发性流产。她认为血瘀贯穿复发性流产全过程，最常见的病因有肾虚、气虚、血虚、血热、寒凝、肝郁等。应根据其病因，分别予以补肾化瘀、补气化瘀、养血化瘀、清热化瘀、疏肝化瘀、温经散寒化瘀法治疗，灵活运用活血化瘀法，标本同治，通行血脉，使气血得以下注胞宫，养育胎儿。张官印自拟固肾活血安胎汤（菟丝子、熟地黄各30g，山萸肉、桑寄生各15g，当归、丹参各12g，赤芍、益母草、白术、砂仁各10g）治疗复发性流产50例，总有效率达94%。林苑琪认为，防治滑胎应首先补脾肾、安胎元，瘀血阻络致复发性流产者必虚实夹杂，临证应注意是先重固本还是先重去标。对于体虚太过者应先大补元气，也就是补脾肾安胎元，待元气稍强后再祛瘀；而体尚可耐受者则可立即在固本的同时祛瘀。张玉珍认为，滑胎多因素体虚弱，肾虚或肾脾虚弱，致冲任不固。经典治疗方法以补为主，常采用补肾健脾、益气养血等法治疗。此为安胎常法，也是治疗本病的主要方法，但并非一成不变，临床上还需重视血瘀及血热致病。故在常法安胎之外，必要时特别是在常法治疗效果欠佳时，尚需使用补肾活血安胎法或清热养血安胎法等变法治之。

第四节 日常防护

一、饮食调理

饮食是人体摄取营养、维持生命活动不可缺少的物质，五味和调才能使人体获得所需的各种营养。饮食应以适量为主，饥饱失常均可发生疾病，过食肥甘厚味，易于化生内热，甚至引起痈疽疮毒等病症。《素问·生气通天论》说："高粱之变，足生大丁。"饮食不洁可引起寄生虫病，尤其弓形虫感染可增加妊娠并发症，如流产、早产、死胎等的发病率均增高。平时应注意饮食卫生，饭前便后要洗手，不吃生的或未熟的肉类食品，尤其是烧、烤、涮等肉食之品，过于辛、辣、燥、热，耗伤阴血。此外，饮食要适当节制，不应偏嗜、恣食，可导致阴阳失调，或某些营养缺乏而孕后又易发生流产。患者连续流产，肾气不固，气血受损，更应调摄饮食，日常膳食可给予补肾益气养血之品，如山药、莲子、枸杞子、核桃、黑芝麻、红枣、桂圆等。

二、情志调摄

复发性流产患者，情志往往不遂，抑郁、忧虑、恐惧情绪存在，这对下次受孕极不利，故在未孕前做好精神调摄，防患于未然。如有记载称："调喜怒，节嗜欲，作劳不妄，而气血从之……一失调养，则内不足以为守中，外不足以为强身，气形弗充。而疾病因之。"只有调节人体内在的精神志意，以顺应阴阳气化流行，方能达到"治未病"的目的。清代傅山在《傅青主女科》中云："妊娠多怒堕胎"，已揭示情志因素可影响妊娠结局。《妇人大全良方》言："有喜怒不常，气宇不舒，伤于心肝，触动血脉，冲任经虚，乃至胞门不固。"《格致余论》说："劳怒伤情，内火便动，亦能堕胎。"可知，情志失调主要关乎心、肝、肾三脏。张景岳曰："情志之伤，虽五藏各有所属，然求其所由，则无不从心而发"，心者，君主之官，神明出焉，妊娠后血聚于下以养胎元，阴血不足，肾水亏涸，不能上济心火，虚火亢动，则心神不宁，冲任不固，可致胎动不安，甚至堕胎。《临证指南医案·调经》指出："因女子以肝为先天，阴性凝结，易于怫郁，郁则气滞血亦滞"，提出女性易抑郁忧虑，致肝失疏泄，气血不调，血不归正经，胎失所养；肝气疏泄失常，气滞血瘀，可导致冲任损伤，胞宫藏纳无权，泻而不藏，则胎元不固，发为流产。此亦即《傅青主女科》所言："肝怒则不藏，不藏则血难固。火势飞扬，不能生气养胎，而反食气伤精矣；精伤则胎无养，势必不坠而不已。"司疏泄者肝也，主闭藏者肾也，肾主生殖，主藏精，胞胎所养皆赖先天肾精滋养以及肾气的强固。因滑胎的主要原则多责之于肾，故多治拟交通心肾或补肾疏肝。在补肾药的基础上酌加养心安神药及疏肝解郁药。《妇人秘科》云："安胎之后喜怒哀乐，莫敢不慎"，阐述了妊娠后调畅情志的必要性，实则针对滑胎者，因其面临社会、家庭等各方面的压力，不良情绪容易随着流产次数的增加而递增，复发性流产患者妊娠前保持情志舒畅，精神愉快，淡忘周围环境对她的压力，则能肾气旺盛，气血和调，气机流畅，脏腑功能协调，妊娠后自能安固。

针对复发性流产患者的心理障碍，加强与患者的交流、沟通，让其正确认识病情，了解流产的病因、诱因、发生、发展过程，帮助患者消除恐惧，忧郁的不良心理因素，树立战胜疾病的信心，使患者保持心态平和，情绪稳定，气机调畅，从而积极配合治疗。《素问·生气通天论》曰："清静则肉腠闭拒，虽有大风苛毒，弗之能害"。即思想恬静，既可防御内在七情的致病，也可具有抗御外邪的能力。

三、体育锻炼

复发性流产患者，由于多次出现出血、腹痛的流产症状，经常卧床休息，处于少活动状态，这就容易使人体气血不畅，脾胃功能减弱，出现食少乏力，精神不振，肢体软弱，或发胖臃肿，动则心悸、气喘等现象，如果再次妊娠，很可能影响胚胎的正常发育。因此，应嘱咐患者妊娠前进行适当的体育锻炼，促使血脉流通，气机调畅，增强体质，达到预防疾病发生的目的。锻炼时要注意顺应四时气候变化，衣着寒温适宜，避开各种病邪的侵害。

四、环境卫生

复发性流产患者应远离有明确有害物质的工作、居住环境，尤其如新装修的房屋，有害物质存在是不宜受孕的；并在孕前防止呼吸道传染病，如流行性感冒、麻疹等。妊娠前尽量少在公共场所停留，空气污染、粉尘过多、被动吸烟均能影响妊娠后胚胎的正常发育，进而导致流产。

第五节 药膳调养

反复流产的患者，往往会忽视术后休息调理，往往因劳累，身体虚弱导致免疫力低下，病邪乘虚而入。最常见的是引起生殖道感染、不孕、不育等。因此，饮食调理是复发性流产后护理的关键，给予患者正确的饮食指导，用食物来培补虚损，恢复元气，以抵御疾病的侵袭。结合中医辨证给予患者饮食指导。

一、补气养血

患者素体血虚气弱，流产后阴道出血量多，少腹胀痛，严重者突然眩晕，面色无华，四肢厥冷，冷汗淋漓，舌淡暗，苔薄，脉细软。

1. 当归生姜羊肉汤

组成：当归30g，羊肉250g，生姜15g。

食用方法：加水煎至羊肉烂熟，加入少许盐，饮汤食肉。

2. 海参瘦肉汤

组成：海参250g，瘦肉250g。

食用方法：加水煨炖，加盐少许即可饮食。

3. 鹿肉杜仲汤

组成：鹿肉 120g，杜仲 12g。

食用方法：加水煎至肉熟，加盐少许，饮汤食肉。

4. 乌鱼鸡粥

组成：母鸡 1 只，乌贼鱼干 1 条，糯米 90～100g。

食用方法：将母鸡去内脏与乌贼鱼干一起加水同炖至烂，取浓汤再加糯米煮至米熟为度，加适量盐，调味后可分次食用。

5. 红枣糯米粥

组成：大枣 150g，糯米 100g，阿胶 15g，鸡蛋 1 只，红糖适量。

食用方法：将大枣、糯米共煮为粥后，将阿胶烊化于粥中，打入鸡蛋，加入红糖再煮 5 分钟即可食用。

二、活血行气

症见流产后出血不畅，血色黯有瘀块，少腹疼痛拒按，块下痛减，面色青白，四肢不温，舌紫黯，苔白滑，脉弦涩。

1. 益母草鸡蛋糖水

组成：益母草 30～60g，鸡蛋 2 只，红糖适量。

食用方法：将益母草和鸡蛋加水同煮，蛋熟去壳再煮 15 分钟，去药渣后用红糖调味吃蛋饮汤。每日 1 剂，连服 5 日。

2. 桃仁糯米粥

组成：桃仁 10～15g，糯米 50～100g。

食用方法：把桃仁捣烂如泥，加水研细，去渣后与糯米共煮成粥。趁热顿服，每日 1 剂，连服 5 日。

3. 田七炖鲫鱼

组成：田七 6g，鲫鱼 1 条（80～100g），食盐调料适量。

食用方法：鲫鱼去鳞及肠杂，将田七切片，放入鱼肚后，放到砂锅中，加水炖熟，加入食盐调料后吃鱼喝汤。

三、补肾健脾

妊娠期间阴道少量出血，色淡红、无血块，伴腰酸、带下量少、面色不华、纳差、大便溏泄，舌淡白，脉细。

1. 莲子桂圆山药粥

组成：莲子（去芯）、桂圆肉各 50g，山药粉 100g。

食用方法：文火煮粥。每日食 1～2 次。

2. 参芪保胎膏

组成：人参 15g，黄芪 30g，生地黄 20g，阿胶 30g。

食用方法：将人参、黄芪、生地黄加水 500ml 煎煮 2 次，取汁浓缩至 300ml；阿胶加水 100ml 隔水蒸化。将浓缩药液与蒸化的阿胶混合，加白蜜 100ml，浓缩收膏至 500ml，装瓶。每服 20ml，每日 3 次。

3. 鸡鸽鹌蒸高丽参

组成：母鸡 1 只（约重 100g），白鸽 1 只，鹌鹑 1 只，高丽参 6~10g。

食用方法：将三物去毛及肠杂后洗净。把高丽参放鹌鹑腹腔内，鹌鹑放入鸽腔，鸽放入鸡腔内，将鸡放碗内，封闭严实瓦煲蒸 2 小时，取出服汁食肉。

4. 黄芪炖鲈鱼

组成：鲈鱼 1 条（重 250~500g，去鳞、鳃和内脏），黄芪 15~30g。

食用方法：加清水适量，隔水炖熟服食。每日或隔日 1 次。对妊娠水肿，胎动不安者最宜。

四、滋阴清热

有 3 次或以上流产病史，或孕后烦躁不宁，或阴道下血，色深红或鲜红，质稠。心烦少寐，口渴饮冷，夜寐多梦，溲黄便结，面红唇赤，舌红，苔黄，脉弦数。

1. 阿胶鸡蛋羹

组成：鸡蛋 1 只，阿胶 9g。

食用方法：鸡蛋去壳搅匀，清水一碗煮沸，加入阿胶溶化，再倒入鸡蛋搅拌，隔水炖成羹，食盐调味服食。

2. 苎麻根糯米粥

组成：苎麻根 30g（鲜品 60~90g），糯米适量。

食用方法：加水煮粥，食盐调味服。适用于妊娠期胎动不安，阴道流血，小便短赤者。

3. 苎麻根煲鸡

组成：母鸡 1 只（约 500g），苎麻根 30g（鲜用 60~90g）。

食用方法：母鸡去毛、内脏、头爪，苎麻根放鸡腹内，加水煲汤，调味后饮汤吃鸡。

4. 生地糯米粥

组成：生地黄 90ml，糯米 90g。

食用方法：将生地黄洗净捣烂，取汁 90ml，糯米加水煮粥。待粥将熟时，加入生地黄汁，调匀饮服。适用于妊娠数月，胎动腹痛，阴道出血、颜色鲜红，面赤口干者。

第六节 生活护理

一、活动护理

指导孕妇下床活动和休息的要诀。若出现腹痛、阴道流血等先兆流产症状，应以卧床休息为主，避免精神紧张。若流产症状消失数日后可适当下床活动，下床动作不要太急，尽量减少使用腹压。妊娠 3 个月后，可根据个人的条件和爱好，选择一些动作幅度较小的活动，如散步、产前体操和瑜伽等，避免剧烈的运动，一般以感到不劳累为宜。

二、环境要求

要保障孕妇能充分休息，就要营造一个良好的环境。病房应定期开窗通风，保持室内空气清新；严格执行探视制度，护士尽量将治疗集中进行，而且要做到"四轻"。

三、性生活指导

指导孕妇在妊娠早期及妊娠 36 周后避免性生活，其余孕期要节制性生活。因为妊娠早期胎儿发育时附着宫壁，发育尚未完善。若此时发生性行为，子宫将会因性器官高度兴奋而充血、收缩，容易导致流产和感染。除此之外，应避免阅读和观看一些与性刺激有关的刊物。

四、孕期卫生护理

嘱咐孕妇要注意孕期的卫生，尽量少去公共场所；衣裤要勤洗，特别注意外阴部的卫生，每日用流动水清洁 2 次；要穿宽松的棉质衣服，注意保暖，避免着凉。远离猫、犬等宠物，因为宠物是弓形虫的主要宿主，若感染了弓形虫，弓形虫将会迅速进入宫内引起胎儿感染而导致畸形或先天缺陷。

五、就诊指导

妊娠 16 周后，按产科医生的安排定期进行产科检查，若出现异常阴道流血、流液和腹痛，应及时就诊。

六、分型护理

（一）生殖道异常型

生殖道异常容易导致患者流产，需要患者明确认知自身生殖道异常的主要种类，并经过确诊，如子宫内膜异位、子宫畸形、宫颈内口松弛，以及子宫肌瘤等，护理人员根据诊断结果，向患者讲明起病原因，从而消除患者自身疾病产生的焦虑，以及担忧等不良情绪，让患者能够以积极的心态配合治疗。另外，采用中医治疗方法，叮嘱患者按时服药，保证患者生殖道恢复正常，并且不会影响下次妊娠。

（二）感染型

此类型的流产主要是因患者日常阴道清洁不足或不够重视，导致阴道滋生细菌与病毒等。此类型病症的护理，需要让患者了解阴道卫生的重要性，以及产生的危害，告知患者日常需勤更换内裤，并且在妊娠期间减少同房等不良行为，中药治疗可采用金银花、蒲公英、败酱草、忍冬藤等，遵照医嘱煎服，以此来达到固胎、解毒、排脓等功效，并且能够实现抗炎与激发特异性免疫功能的临床治疗效果。

（三）全身疾病影响型

患者若合并甲状腺功能亢进或糖尿病等全身疾病，会容易出现流产，或者是胎儿畸形。因此，护理人员应该向患者普及该病的病因，以及所患疾病的相关知识，从而有效提高患者对该类型疾病的认知，进而消除恐慌与忧虑。同时配合中医方法的护理与治疗，减少合并症对妊娠的影响，若患者病情稳定或痊愈，可考虑受孕。

（四）免疫异常型

此类型主要是血型与精子等抗原对于患者母体所产生的刺激，导致免疫性抗体，进而通过胎盘进入到胎儿的血液循环中，从而促使红细胞凝聚破坏，胎儿与胎盘的血液循环出现障碍，血栓形成。护理方面仍然采用心理疏导，主动与患者交流，安慰与关心患者，并能够给予一定的调养指导，保证患者气血畅通，并且能够增强患者对抗疾病的能力与信心，定期进行相关B超与抗体的检查，充分掌握胎儿的发育情况，避免患者抗原刺激。采用中药方剂治疗，保证患者血液循环得到改善，防止血栓形成。

（五）内分泌异常型

一般在临床上出现腹痛、腰酸，以及阴道流血等，即会出现反复流产，这也是目前临床上较为常见的证候类型。这种因内分泌引发的阴道流血出现的频次较高，易引发患者极度恐慌与紧张，这种心理会加速患者内分泌失调。一般临床护理方面主要进行心理的疏导，向患者普及相关知识，并采取中药治疗，遵照医嘱采用煎服方式服用，方药可根据患者的病情变化，进行相应调整。

第七节 情志护理

一、内服中药

中医理论认为，过度恐惧易损伤肾精，如《灵枢·本神》云："恐惧而不解则伤精。"《类经·情志九气》曰："恐惧伤肾则伤精，故致精却。"而肾精可生髓通于脑，因此妊娠期恐伤肾必然会使孕母肾精亏损，进而导致子代先天之精不足而影响发育。妊娠期恐应激致胎损的防治应以补肾填精的方药为主，其他情志应激应结合具体情况辨证用药。同时，应注意妊娠期用药的特殊性，避免使用有毒有害或活血化瘀等不利于母胎健康的药物。六味地黄丸可缓解紧张不安、恐惧、难自制等精神症状。左归丸、右归丸可能是通过调控海马区环磷酸腺苷反应元件结合蛋白及细胞外信号调节激酶表达来改善肾虚质大鼠学习记忆能力。

二、食疗调理

中医食疗具有悠久的历史，对于情志疾病的防治有丰富经验。对于抑郁、焦虑等孕期常见的情志问题，可在辨证的基础上进行药膳调理。临床上常用百合鸡子汤、甘麦大枣汤等药膳治疗抑郁，而猪心当归黑豆汤可缓解焦虑。此外，现代医学在食物调节情绪的研究方面也取得了一定进展。如 ω-3 脂肪酸对改善抑郁情绪有一定作用，通过食用深海鱼类或核桃等干果进行补充。富含 γ-氨基丁酸的食物对改善焦虑有一定辅助作用，可通过纳豆、番茄、南瓜、发酵乳品等补充。缺乏维生素 B 族有可能导致情绪不稳定，可通过适当摄入全麦面包、糙米等粗粮及绿色蔬菜进行防治。妊娠期情志问题在保证母胎安全的前提下可参考上述食疗方案进行调理。

三、五行音乐疗法

五行音乐疗法源自《黄帝内经》，它以五行理论为基础，将五音与人体的五脏、五志对应，用于疾病的防治。其中角音属木应肝，生发舒展；徵音属火应心，喜庆光明；宫音属土应脾，平和宽厚；商音属金应肺，苍凉肃穆；羽音属水应肾，哀怨凄切。五音通过调节相应脏腑功能和气血的运行，达到颐养身心、调节情绪的目的。五行音乐疗法以其较高的安全性在孕期情志调理方面得到了广泛应用。刘昱磊等研究显示，五行音乐疗法可缓解反复自然流产患者的焦虑、抑郁情绪，降低患者血浆皮质醇水平，提高妊娠成功率。五行音乐疗法能有效改善体外受精-胚胎移植术术后先兆流产患者的焦虑和抑郁情绪。伴有抑郁焦虑情绪的妊娠晚期孕妇做胎心监护时播放五行音乐，能明显降低胎心监护检测数据的假性无反应型，减少不必要的产科干预。在实际应用时，可根据孕妇的情绪和体质选择合适的调式，并根据孕妇个人喜好选择合适的曲目，以达到更好的调理效果。

四、运动、正念及心理干预

运动、正念及心理干预是常用的调节大众情绪的有效方法，对调理孕妇情绪也具有较好的效果。太极拳可改善孕妇的焦虑及抑郁情绪，且对母胎是安全的。孕妇体操结合瑜伽呼吸训练可调整孕妇心理状态，促进自然分娩。正念孕期情绪管理可帮助孕妇有效应对孕期负性情绪。正念呼吸、正念伸展、正念行走、躯体扫描练习等内容的正念认知疗法可改善焦虑抑郁孕妇的精神及躯体症状。心理干预能有效减少孕期抑郁与焦虑情绪，并降低产后抑郁的发生。正念瑜伽心理干预可缓解孕期焦虑，减轻孕妇分娩恐惧。实际应用时，这几种方法应在专业人士的指导下采用科学的方式进行，运动时量不宜过大，方式宜舒缓，以免对母胎造成伤害。

第六章 现代医学对复发性流产的研究进展

第一节 复发性流产的病因研究进展

近年来,随着检验技术、检测手段和相关研究的不断深入,发现复发性流产的病因谱出现了明显变化。现代研究认为复发性流产的病因主要是遗传、解剖、内分泌、感染、免疫五大因素,除此之外,易栓症与复发性流产的关系在医学研究中越来越受到关注。根据目前的研究结果,发现在已知的病因当中,胚胎染色体异常仍然是导致复发性流产的最常见原因。研究显示,流产物染色体异常发生率超过50%。对胚胎染色体进行核型或基因分析,不仅有助于揭示此次流产的原因,对制定再次妊娠的治疗策略也有重要意义。在已知的母体病因当中,自身免疫因素占比为第一(约30%),血栓前状态(prethrombotic state,PTS)占比为第二(15%~20%)。既往认为导致复发性流产的病因如生殖道解剖异常、内分泌异常及感染等因素占比相对较少。研究发现,感染可能与晚期流产、胎膜早破及早产关系密切,但是否与早期复发性流产有关尚无足够的证据。因此,多数复发性流产相关指南和共识并不推荐感染相关指标筛查。男性因素与复发性流产的关联尚存在争议,尚无足够的证据显示对男性异常因素进行干预能改善复发性流产结局。此外,复发性流产的病因具有复杂性和异质性的特点,即同一患者可能存在2种或以上的病因,同一患者每次流产的原因可能相同也可能不同,提示在临床中应关注复发性流产病因谱的变化,除了要关注传统的母体病因如亲代染色体、生殖道解剖、内分泌因素及胚胎染色体因素外,还要特别注重自身免疫异常和PTS有关指标的筛查,以免漏诊。还有40%左右的复发性流产原因不明,研究表明原因不明复发性流产大部分与免疫异常有关,其中自身免疫为导致滑胎的主要原因,如抗精子抗体、抗子宫内膜抗体、抗心磷脂抗体等均是引起反复自然流产的原因之一。复发性流产的病因复杂,发病率逐年增加,已成为妇产科常见病、疑难病,严重影响家庭、社会和谐发展。

一、血栓前状态

血栓前状态又称易栓症,是一组可引起全身血流动力学改变,导致血液高凝状态并诱发血栓形成的疾病。近年来,易栓症与复发性流产的关系在医学研究中越来越受到关注。一系列研究表明,易栓症可能会损害正常的胎盘血管功能,尤其是导致一些遗传因子变异,如因子Ⅴ基因、同型半胱氨酸代谢相关酶和血浆组织型纤溶酶原激活物等,导致血栓形成,而血栓形成或胎盘血管闭塞可能会减少胎盘灌注，这可能导致不良的妊娠结局，如复发性流产，从而增加女性患复发性流产的风险，且遗传因子变异已被广泛用于研究其与复发性流产的关联。同型半胱氨酸（homocysteinemia，Hcy）是在蛋氨酸代谢过程中产生的一种含硫氨基酸。当血清 Hcy 过多时，会导致血管内皮细胞损伤，并作用于血管表面的各种凝血因子，破坏机体的凝血和纤溶系统，引起胎盘微血栓形成，损害胎盘功能，最终可导致胚胎或胎儿发育不良及死胎等不良妊娠结局。遗传性 Hcy 主要是由亚甲基四氢叶酸还原酶（methylenetetrahydrofolate reductase，MTHFR）基因突变所致，MTHFR 基因特异性甲基化可增加复发性流产的风险。血浆组织型纤溶酶原激活物（tissue-type plasminogenactivator，t-PA）是血管内皮细胞合成的纤溶系统主要生理激活剂，t-PA 可将纤溶酶原转化为纤溶以分解并去除纤维蛋白凝块。纤溶酶原活化抑制-1（plasminogen activator inhibitor-1，PAI-1）是一种纤溶酶原激活剂抑制剂，是导致纤维蛋白溶解受损的因素之一。纤维蛋白溶解受损可促进自然流产的发生，血浆 PAI-1 水平过高，可通过纤溶凝血功能缺陷促使血栓形成增加，从而导致胎盘损伤和血栓形成相关并发症的发生，最终导致不良妊娠。有研究显示，与健康孕妇的血清 t-PA、PAI-1 活性对比，复发性流产患血清 t-PA 活性明显降低，而 PAI-1 活性升高。

二、遗传因素

遗传因素包括胚胎染色体异常、夫妇染色体异常及基因异常。文献报道显示，我国普通人群染色体异常率为 0.5%～1.0%，有不良孕产史者，染色体异常率显著高于普通人群，发生率为 2%～10%。

胚胎或胎儿染色体异常是早期流产最常见的原因，占 50%～60%。染色体异常包括数目异常或结构异常。其中数目异常以三体居首，其次是 X 单体，三倍体及四倍体少见。结构异常引起流产并不常见。胚胎染色体异常来源于两方面，一是父母遗传，夫妇任何一方的染色体平衡易位或倒位，或缺失，都可使下一代的遗传物质发生改变；二是受精卵受内、外因素的影响，致染色体突变，不能正常发育，这两方面均可导致胚胎或胎儿死亡或流产。

（一）大 Y 染色体

大 Y 染色体是指同一核型中，Y 染色体的长度≥18 号染色体的长度的染色体，通常以 Y 染色体≥18 号染色体作为大 Y 染色体的判断标准。关于大 Y 染色体与自然流产是否有关系，迄今意见尚不统一，既往认为与自然流产无关，目前不少学者认为 Y 染色体多态性也是导致自然流产的原因之一。其原因可能为大 Y 染色体是来自 Y 异染色质，与 DNA 过多重复或基因调节及细胞分化有关，造成有丝分裂发生错误或影响基因代谢及细胞分裂所致。重复的 DNA 会在胚胎早期细胞分化时遗传物质发生改变，从而导致自然流产。

（二）9 号染色体倒位

9 号染色体倒位［inv（9）］同大 Y 染色体一样，归属于染色体正常多态性变异现象，目前，对 inv（9）导致自然流产尚有争议。研究表明，9 号染色体倒位对生育有较大影响，主要与自然流产有关。其原理可能是由于 inv（9）含一个着丝粒，属于稳定性畸变，其遗传效应主要决定于重复和缺失片段的长短及其所含基因的致死效应，倒位片段越短，重复和缺失的部分越大，自然流产的发生率越高。

（三）染色体易位

染色体平衡易位虽然没有染色质丢失，但由于染色体易位，遗传物质发生不同形式重排，基因排列顺序发生改变，可能引起不同程度的位置效应；且断裂点可能发生基因突变及断裂点周围可能发生细微丢失，也会引起不同程度的遗传效应。根据遗传学理论，染色体平衡易位携带者一般表型正常，但可产生不平衡的配子，相互易位与非同源罗氏易位分别有 16/18 和 4/6 为异常配子，致使子代多为部分单体或三体，导致自然流产、死胎或胎儿畸形等。

（四）D.G 组随体变异

D.G 组随体变异包括染色体短臂加长、减短、随体增大、重复、缺失。文献报道，D.G 组短臂随体变异可导致不平衡配子产生，从而引起自然流产或早产。

（五）雌激素受体基因多态性

随着分子生物学研究的不断深入，与自然流产危险因素相关的基因被关注。雌激素（estrogen）是通过与雌激素受体（estrogen receptor，ER）结合，激活靶细胞内调节基因表达而产生生物学效应。基于雌激素在妊娠维持中所起作用，ER 的遗传差异很可能影响雌激素反应，并与妊娠结局相关。文献报道位于 6 号染色体长臂上的 ER 基因与自然流产密切相关。动物实验 ERg 敲除小鼠卵巢不能正常发育，出现较多出血性囊肿及一些排卵前滤泡，无黄体。人群中 ERa 基因在第 1 内含子内距第 2 外显子上游约 350kb 和 400kb 处可发生碱基置换，由于这两处碱基置换发生在限制性内切酶 XbaⅠ和 PvuⅡ的识别位点上，对 ERa 基因的扩增片段进行酶切，便可区分 ERa 的不同基因型（RFLP），目前 PvuⅡ和 XbaⅠ的 2 个限制性片段长度多态性的确切酶切位点已被确定，因其位于 1 号内含子，而 1 号内含子含有增强子、启动子等重要序列，若其发生点突变，可能影响 ERa 表达与功能。ER 基因多态性作为一种致病相关基因，目前的研究多集中在妇科肿瘤和骨质疏松疾病方面，在自然流产发病中的探索极少，有待于进一步研究证实。

（六）遗传倾向的自身免疫性疾病

有研究认为，自然流产是一种有一定遗传倾向的自身免疫性疾病，是由母体免疫因素异常引起，即母体免疫系统异常引起免疫复合物在蜕膜及胎盘血管沉着，并激活补体系统，继而使蜕膜及胎盘血管内皮细胞受损、血小板聚集、血栓形成，引起胎盘发生病理改变，损伤胎盘功能，从而造成胎盘和胎儿缺血、缺氧，最终导致流产；或母体对胎儿抗原免疫识别低下或反应不足，即不能产生足够保护性抗体或封闭性抗体，使胎儿遭受母体免疫系统排斥而流产，这被认为与母体带有特异 HLA 基因型或 HLA 单倍体型有关。

(七）遗传性凝血系统异常

随着分子生物学研究的发展，遗传性凝血系统异常与自然流产的关系日益引起学者的关注。研究表明，55%自然流产与凝血缺陷导致胎盘血管血栓和栓塞有关。常见遗传性血栓形成疾病，包括凝血因子 V Leiden，活化蛋白 C 抵抗和凝血酶 G2021OA 的突变及抗凝蛋白 C、蛋白 S 和抗凝血因子 m 的缺乏等。有学者对不明原因反复自然流产患者在妊娠期行超声多普勒监测，发现胎盘血流灌注减少。胎盘病理学检查显示，胎盘绒毛周围及绒毛膜下有大量纤维蛋白沉积，并伴有小血栓形成，严重者甚至出现多发性梗死灶，这些结果表明，血栓形成可能是导致自然流产的原因之一。

（八）多条染色体畸变

染色体易位、倒位、缺失、突变等的患者，其生殖细胞减数分裂产生的不平衡配子，极大超过 2 条染色体的相互易位，单纯倒位等，导致的反复自然流产发生率更高，生育正常子代的概率更渺茫。

三、免疫学因素

妊娠犹如同种异体移植，胚胎与母体之间存在复杂而特殊的免疫学关系。若母儿双方免疫平衡被打破，则引起母体对胎儿排斥，发生自然流产。

（一）自身免疫型

此型患者体内可能存在抗磷脂抗体（antiphospholipid antibody，APA）、抗核抗体（antinuclear antibody，ANA）、抗精子抗体（antisperm antibody，AsAb）、抗卵巢抗体（antiovary antibody，AOA）、抗子宫内膜抗体（antiendometrium antibody，EmAb）、抗胚胎抗体及抗甲状腺抗体（antithyroid antibody，ATA）等自身抗体增多，其中 APA 与自然流产关系最为密切。APA 是一组以狼疮抗凝物（lupus anticoagulant，LAC）和抗心磷脂抗体（anticardiolipin antibody，ACL）为代表的自身免疫抗体。导致自然流产的确切机制迄今尚不清楚，研究发现 LAC 呈阳性的女性胎盘发育极差，有蜕膜血管内膜增厚、纤维素样坏死、管腔内出血等病理变化，ACL 呈阳性，则可能通过激活血小板和损伤血管内皮细胞等机制，使胎盘血管发生血栓栓塞，导致胚胎缺血死亡；AsAb 不能解释为自然流产的直接原因，当患者机体的免疫功能紊乱时，女方对丈夫的精子将产生自身免疫反应，导致受精卵着床及发育异常，引起不孕和流产；EmAb 是一种器官特异性自身抗体，能够与子宫内膜细胞中的抗原特异性结合，激活补体系统，引起细胞毒作用。这种反应可能干扰孕卵的植入或导致已着床的胚胎发育不良，从而造成不孕或流产。研究发现，ATA 的存在，并不影响复发性流产女性的妊娠结局。

（二）同种免疫型

封闭抗体（blocking antibody，BA）存在于正常孕产妇血清中，此类抗体及相应抗独特型抗体，主要作用是保护胎儿胎盘功能，阻止母体免疫细胞对带有父源性 HLA 胚胎组织的攻击，使妊娠得以维持。在妊娠过程中，由于夫妇之间存在 HLA-A 和 HLA-B 类抗原的不相容性，胚胎组织所含有的父源性 HLA 抗原可能刺激母体免疫系统，产生一种不对称性抗体，如封闭抗体。若夫妇 HLA 抗原不相容性降低，母体免疫系统可能无法产生足够的封闭抗体，母体对胚胎的免疫耐受状态被打破，胚胎受到免疫损伤而被排出体外。此外，母体还可产生抗封闭抗体独特型抗体，这些抗体在母胎免疫界面局部及体循环中与有害的免疫活性细胞（如杀伤性 T 细胞、NK 细胞等）和有关因子（如 IL-2 等）发生作用，阻断有害的免疫应答，从而保护胚胎。因此，封闭抗体及相应的抗独特型抗体不足可能引发对胎儿的排斥反应，从而导致自然流产。

（三）辅助性 T 细胞相关细胞因子失衡

正常妊娠表现为一种特殊的辅助性 T 细胞 Th2 现象，Th1 处于抑制状态，当 Th1 型细胞因子过度表达时，将导致自然流产的发生。Th1 分泌 IL-2、IFN-y、TNF-B 等，主要介导细胞免疫。Th2 分泌 IL-4、IL-5、IL-6 及 IL-10 等，主要介导体液免疫。机体处于正常状态时，两型细胞因子互为抑制，处于动态平衡，维持正常的细胞免疫和体液免疫功能。研究证明，自然流产患者蜕膜组织中 Th1 型细胞因子的表达明显高于正常对照组，Th2 型细胞因子的表达明显低于正常对照组，自然流产患者对滋养细胞抗原产生以 Th1 型反应为主的免疫应答。大量体外实验证实，Th1 型细胞因子具有胚胎毒作用，能阻碍早期胚胎的发育，而 Th2 型细胞因子对维持正常妊娠起重要作用。但 Th1 型因子的具体作用机制，迄今尚不十分清楚。

（四）自然杀伤细胞

NK 细胞是妊娠早期蜕膜组织中的优势细胞群，占蜕膜淋巴细胞的 60%～70%，与滋养层紧密接触相互作用，在正常妊娠中起免疫抑制作用，且可分泌多种细胞因子促进滋养层细胞的生长和分化及胎盘发育和胎儿生长。用基因敲除和转基因动物的方法使子宫 NK 细胞耗竭，可致病理性妊娠。有研究表明，在许多原发性反复自然流产女性中，NK 细胞水平升高，可能是 CD16 触发了 NK 细胞的抗体依赖性细胞毒性。此外，自然流产患者蜕膜中 NK 细胞杀伤活性的异常升高，也可能是机体对胚胎死亡产生的一种自体保护性反应。NK 细胞杀伤活性的升高，究竟是导致自然流产发生的原因，还是胚胎死亡后的继发现象，目前仍处在学术争论中，值得进一步研究探讨。

（五）血型抗原系统

血型不合有 ABO 血型不合及 Rh 血型不合。我国则以母体为 O 型，胎儿为 A 型或 B 型者的 ABO 血型不合为主。母体对 A 抗原或 B 抗原产生 IgG 抗体，这些抗体可透入胎盘产生抗原抗体反应，引发自然流产。当孕妇血清中抗 A（B）抗体效价≥1∶64 时，胚胎可能受到损害。

四、内分泌因素

患有内分泌失调的女性通常易患复发性流产，如高催乳素血症、黄体功能不全（luteal

phase deficiency，LPD）和多囊卵巢综合征（polycystic ovary syndrome，PCOS），占复发性流产患者的 8%～12%。这些疾病可影响下丘脑-垂体-卵巢轴的功能，导致妊娠黄体功能异常，子宫内膜发育亦不良，不能维持妊娠而流产。

内分泌相关的妊娠失败很可能发生在妊娠早期，这表明激素调节可能在胚胎附着和早期植入子宫中起关键作用。长期以来，黄体功能不足一直被认为与自然流产有关，是指孕激素分泌不足，致使正常胚胎无法着床和生长。妊娠早期，孕激素大部分来源于黄体，当黄体功能不足时，孕激素无法维持正常妊娠。黄体功能不足在早期妊娠流产中的发生率为35%，在复发性流产中的发生率为 25%～60%。因此，对于产妇，特别是复发性流产患者，抑制卵泡刺激素和黄体生成素的分泌，可能会影响卵泡发育、排卵及黄体功能，导致孕酮合成不足，最终导致不孕和流产。已证明，PCOS 患者的雄激素水平升高与自然流产风险增加有关，病情控制不佳的 1 型糖尿病女性流产率升高，可能是由于高血糖影响细胞增殖，干扰胚胎发育所致。此外，T_3、T_4 水平升高，导致代谢亢进和能量消耗增加，死胎率升高。然而，目前并无证据表明无症状的内分泌或代谢障碍，如轻度甲状腺疾病或糖耐量受损，会引发流产。

五、解剖结构异常

解剖结构因素包括先天性子宫异常（如纵隔子宫、弓形子宫、双角子宫、单角子宫和双子宫等）和获得性子宫结构异常（宫内粘连、子宫肌瘤、子宫腺肌病等），约占复发性流产的 16%，明显高于普通女性人群子宫解剖异常的发生率。在先天性子宫异常中，纵隔子宫的妊娠结局最差，流产率为 26%～94%，在复发性流产患者中约占 3.3%，双角子宫的妊娠结局仅次于纵隔子宫，流产率为 28%～61%，也有 1.0%～16.9%的复发性流产女性为弓形子宫。除子宫的异常外，子宫颈机能不全也是导致复发性流产的解剖因素，是导致中晚期流产及早产的重要因素。子宫颈机能不全是在先天性获得性因素或医源性操作（如宫颈锥切术、经阴道分娩时宫颈裂伤等）作用下导致宫颈口松弛，无法承受孕中后期胎儿及附属物的重量，继而引发流产或早产。因此，女性在妊娠前应完善检查，排除解剖异常方面的因素，特别是宫颈功能不全，避免发生流产。

六、感染因素

（一）支原体

支原体（mycoplasma）是目前国际上最为关注的与不良妊娠结局有关的病原体，感染人类的支原体有 12～14 种，以寄居女性生殖道中的解脲支原体（ureaplasma urealyticum，UU）及人型支原体（mycoplasma hominis，MH）最为常见。目前，支原体感染与自然流产之间的关系的研究结果尚不统一。有研究认为，下生殖道支原体感染与自然流产无关。宫颈携带支原体与自然流产无关，只有当支原体感染宫内胚胎时，才致流产。究其原因，可能是当 UU 为正常携带状态时，免疫系统呈保护抑制状态，只有当 UU 达到一定数量时，才会破坏免疫平衡，干扰母体免疫系统保护胚胎的调节机制，而导致早期流产。研究发现UU 在生殖道内可分解尿素产生 NH 破坏阴道内天然屏障，通过阴道、宫颈上行感染羊膜、羊水、胎儿，也可经母体血流由胎盘传播给胎儿，导致子宫内膜炎，这种慢性的、潜在感染，对子宫内膜可产生有害的炎性反应，大量以巨噬细胞为主的炎症细胞浸润子宫内膜，巨噬细胞分泌产生大量肿瘤坏死因子-α（tumor necrosis factor-α，TNF-α），TNF-α又刺激巨噬细胞产生PGF-2α，对子宫内膜有直接毒性作用，损害胎儿生长，引起胚胎发育停止而流产，且PGF-2α可引起宫缩导致流产。Moghissi等从死产胎儿的肺、肾等组织及胎盘、子宫中分离出UU，证明宫内UU感染可侵入胚胎，影响胚胎发育，导致死胎和自然流产。有研究对绒毛超微结构观察发现，UU感染后，胎盘细胞形态学发生改变，线粒体退化，胎盘的物质交换及转运能力下降，从而影响胎儿摄取氧和营养物质的正常功能，导致胎儿的正常发育受到影响。另有研究报道认为，生殖道仅有支原体寄生，并不引起不良妊娠结局。妊娠期支原体呈阳性者，应检测其他细菌、衣原体等，如不伴有其他微生物感染，则对妊娠结局无影响。

（二）衣原体

衣原体（chlamydia trachomatis，CT）是一种特殊的病原体，具有与革兰氏阳性菌相似的细胞壁，DNA及RNA可吸附于宿主细胞内繁殖。CT易侵犯柱状上皮细胞，因而宫颈是CT侵犯的一个重要场所，若宫颈感染CT不及时治疗，可造成持续性感染，引起盆腔炎、子宫内膜炎等。宫颈管内感染CT，30%~40%延伸至子宫内膜，同时孕期增多的激素可使CT毒性增加，损害发育中的胚胎。

（三）TORCH

TORCH中的"T"指弓形虫（toxopasma），"R"指风疹病毒（rubella virus），"C"指巨细胞病毒（cytomegalovirus，CMV），"H"指单纯疱疹病毒（herpes simplex virus，HSV），"O"指其他（others），主要包括柯萨奇病毒、梅毒螺旋体、乙型肝炎病毒、麻疹病毒、伤寒沙门氏菌等。作为一组微生物，孕妇感染TORCH后能通过胎盘或产道引起宫内感染，导致流产、死胎、胎儿生长受限、畸形等。还可能因胎盘感染TORCH后引起胎盘炎、附件炎、子宫内膜炎、宫颈炎等，导致胎盘功能低下，供血不足致胎儿发育受阻。有文献报道，妊娠6周时，梅毒螺旋体即可经胎盘感染胚胎；初次感染风疹病毒后，风疹病毒可在机体内长期存在，不被免疫系统消除，当机体抵抗力下降，再次妊娠时，感染可复发，进而导致重复胚胎停止发育。多数研究证明，妊娠初期CMV感染是引起胎儿宫内感染和发育缺陷的重要原因，CMV感染主要侵犯胚胎中枢神经系统和心血管系统，引起发育异常，造成流产或死胎；孕妇于妊娠20周前患生殖器疱疹，可感染胎儿，流产率高达34%。弓形虫是一种人畜共患的寄生原虫疾病，孕妇感染可通过胎盘传给胎儿，引起胎儿损害，出现流产、死胎，早产或先天畸形，我国的发生率为4%~9%。柯萨奇病毒B可引起胎儿泌尿生殖系统异常，还可引起胎儿血管异常，妊娠早期感染，可引起胚胎绒毛膜水肿，胚胎死亡，进而导致流产。

综上所述，除上述已知病因外，环境因素、心理素质等也影响着复发性流产的发生。因此，在临床诊治期间，既要对已知的病因进行筛查和治疗，也要积极引导夫妻双方健康的生活方式，及时疏解孕妇的心理问题，但对于原因不明的复发性流产，还需进一步研究和探讨，避免盲目治疗，最大限度地减少复发性流产的发生。

第二节　复发性流产诊断研究进展

一、复发性流产的诊断

最新的《复发性流产诊治专家共识（2022）》将与同一配偶连续发生 2 次及以上在妊娠 28 周前的妊娠丢失定义为复发性流产，包括生化妊娠。但国际上对复发性流产的定义并不统一，2011 年英国皇家妇产科医师协会将其定义为与同一配偶连续发生 3 次及以上在妊娠 24 周前的妊娠丢失，其中包括生化妊娠。2012 年美国生殖医学学会将复发性流产定义为 2 次及以上的妊娠丢失，未明确流产的孕周，且不包括连续流产和生化妊娠。2017 年欧洲人类生殖与胚胎学会将复发性流产定义为 2 次及以上在妊娠 24 周以前的妊娠丢失，包括生化妊娠，但未明确连续流产。不同地区对复发性流产的定义不相同，故复发性流产的患病率计算标准也不相同。复发性流产是一种独特的生殖问题，具有以下特点：①复发性流产的风险与既往妊娠结局直接相关，每增加 1 次流产，复发性流产的风险就增加 10%，特别是在流产 3 次或以上的患者中，复发性流产的风险可超过 40%。②复发性流产常发生在有生殖特征的女性群体中，如宫内生长受限史、晚期流产史、死产或新生儿死亡史、异位妊娠或早产史。

二、病因筛查

根据流行病学调查显示，仅有 1 次流产史的患者，其再次妊娠发生流产的风险较低，妊娠成功率较高，而随着流产次数的增加，再次妊娠流产的发生风险将显著增加，尤其是在发生 3 次及以上的流产后，其流产的再发风险可达到 80% 以上。对于复发性流产患者应关注其再发风险，并评估其预后。对于仅有 1 次流产史的患者，除有明确家族史或临床表现，不推荐进行全面病因筛查，而对于复发性流产患者则建议进行全面而系统的病因筛查。

经过多年的深入研究，对自然流产尤其是复发性流产病因学的认识取得了重要进展。在已知的病因当中，母体免疫学因素（包括自身免疫和同种免疫）、易栓因素（包括遗传性和获得性易栓症）、女性生殖道解剖结构异常及内分泌异常是最重要的 4 种病因，而亲代的染色体异常在自然流产病因中仅占少部分。胚胎染色体异常仍然是导致自然流产的常见原因，研究显示流产物染色体异常发生率超过 50%。男性因素与自然流产的关联尚存在争议。

（一）病史及家族史

对于初次就诊的复发性流产患者，应仔细采集病史及家族史，有助于初步评估患者可能的流产原因和预后，以便更有针对性地进行病因学筛查。建议采集病史的内容主要包括夫妇双方的年龄、患者的月经史、婚育史、家族史、手术史、有无内科合并症、有无传染病史及其他既往史、生活习惯（吸烟、饮酒等）、不良环境暴露、BMI 等。婚育史主要包括妊娠次数及每次妊娠结局，包括生化妊娠、异位妊娠、葡萄胎、人工流产、自然流产、胎儿生长受限、羊水过少、胎儿畸形、引产、早产、足月产等，如为复发性流产，则应记录每次流产孕周、有无诱因及特殊伴随症状、胎儿有无畸形及是否进行过流产物染色体核型分析、每次流产的治疗经过和用药情况。家族史主要包括家族成员有无不良妊娠史、自身免疫病、血栓史及近亲婚配史等。

（二）免疫学因素

1. 自身免疫因素 目前的研究进展显示，自身免疫异常与复发性流产的关联密切。常见的与 SA 等不良妊娠有关的自身免疫性疾病主要包括抗磷脂综合征（antiphospholipid syndrome，APS）、系统性红斑狼疮（systemic lupus erythematosus，SLE）、未分化结缔组织病（undifferentiated connective tissue disease，UCTD）、干燥综合征（Sjögren syndrome，SS）、类风湿关节炎（rheumatoid arthritis，RA）和系统性硬化症（systemic sclerosis，SSc）等。

目前已公认 APS 是一种循环中存在中高滴度的抗磷脂抗体（antiphospholipid antibody，aPL），伴有静脉或动脉血栓形成和（或）早期复发性流产、胎儿生长受限（fetal growth restriction，FGR）、死胎、子痫前期和胎盘功能不全等不良妊娠结局及不孕等临床表现的综合征。目前，APS 诊断标准中的 aPL 包括狼疮抗凝物（lupus anticoagulant，LA）、抗心磷脂抗体（anticardiolipin antibody，aCL）和抗 β_2-糖蛋白 1（β_2-GP1）抗体。2011 年 RCOG、2012 年 ARSM、2016 年中国专家共识、2017 年 ESHRE 均推荐对复发性流产患者进行 aPL 筛查。

对于复发性流产患者，目前所有指南均推荐常规进行标准 aPL 筛查，对于非标准 aPL 是否进行筛查尚未达成共识。关于抗核抗体谱（ANA 谱），2016 年中国共识推荐对复发性流产患者进行 ANA 谱筛查，2017 年 ESRHE 推荐以解释为目的时可考虑 ANA 谱检测。2011 年 RCOG 和 2012 年 ASRM 均未提及对复发性流产患者进行常规 ANA 筛查。关于抗甲状腺自身抗体，ASRM 不推荐对复发性流产患者进行甲状腺自身抗体的检查，ESHRE 仅推荐对甲状腺过氧化物酶（TPOAb）进行检查。2016 中国专家共识推荐 TPOAb 和抗甲状腺球蛋白抗体（TGAb）的检查。但是，抗精子抗体、抗子宫内膜抗体、抗卵巢抗体与复发性流产的关系，目前仍缺乏循证医学证据，不建议常规筛查。

常用的免疫指标包括 ANA 谱（如抗 SSA、SSB、抗核小体抗体等）、抗双链 DNA 抗体（anti-double strand DNA antibody，anti-dsDNA）、标准 aPL（包括 LA、aCL IgG/IgM 亚型、抗 β_2-GP1 抗体 IgG/IgM 亚型）、类风湿因子（rheumatoid factor，RF）、抗环瓜氨酸肽抗体（anti-cyclic citrullinated peptide antibody，anti-CCP）、抗中性粒细胞抗体（anti-neutrophil cell antibody，ANCA）、TPOAb、TGAb、ESR、补体（C3、C4、CH50）、免疫球蛋白（IgG、IgM、IgA）等。考虑到实验误差，建议至少筛查 3 次，每次间隔 4~6 周（aPL 至少间隔 12 周，2 次阳性结果才能诊断 APS，aCL 需中高滴度阳性），ANA 谱检测推荐采用间接免疫荧光方法，ANA 滴度反复≥1∶80 阳性时，具有明确的临床意义。不推荐进行抗精子抗体、抗子宫内膜抗体、抗卵巢抗体筛查。

2. 同种免疫因素 有许多证据表明不明原因复发性流产（unexplained recurrent spontaneous abortion，URSA）的发病与母胎免疫耐受失衡有关，因此 URSA 也可以称为同种免疫型复发性流产。研究发现，母胎免疫耐受失衡机制主要表现为母胎界面 NK 细胞、T 细胞、巨噬细胞、骨髓源性抑制性细胞（MDSC）等免疫活性细胞，以及蜕膜基质细胞（DSC）

和滋养细胞等数量、功能及它们之间的交互对话机制异常,但其确切发病机制尚不完全清楚。目前,尚无国际公认的特异性诊断标准,对其诊断仍然使用排除法,即经过严格的全面筛查排除已知的所有病因后才能诊断同种免疫型复发性流产。2012 年 ASRM 及 2017 年 ESHRE 指南均不推荐对复发性流产女性进行外周血淋巴细胞亚群及细胞因子谱检测。2017 年 ESHRE 指南认为复发性流产患者中人类白细胞抗原(HLA)多态性与妊娠结局关系不明确,不推荐对复发性流产患者进行 HLA 多态性检测,抗组织相容性抗原(HY)抗体是针对男性特异性次要 HY 的抗体。雄性全部有核细胞均有表达,不推荐对复发性流产女性进行抗 HY 抗体筛查。

关于同种免疫型复发性流产的诊断,目前仍采用排除法,即采取全面、系统的病因筛查方法排除已知的所有病因,还需符合下列条件:连续流产次数 3 次以上(含 3 次)、小于 12 周的妊娠丢失、流产物染色体正常、与同一配偶发生流产、无活产、早产、12 周以上(含 12 周)的妊娠丢失。不推荐同种免疫型复发性流产患者筛查外周血淋巴细胞亚群、细胞因子谱、封闭抗体及 HLA 多态性。

(三)易栓症

易栓症(prethromboticstate,PTS),即血栓前状态,根据发病原因分为遗传性和获得性两种。遗传性 PTS 是指各种抗凝血因子或纤溶活性基因缺陷而导致易于血栓形成的一类遗传性疾病。遗传性 PTS 包括抗凝蛋白(蛋白 C、蛋白 S、抗 AT)缺陷症、凝血因子 Leiden 突变、遗传性高同型半胱氨酸血症(Hhcy)、凝血酶原基因突变等。遗传性 PTS 与深静脉血栓及妊娠中晚期胎儿丢失关系密切,与早期复发性流产关系尚不确定。获得性 PTS 主要包括 APS、获得性 Hhcy 及各种易于导致血栓形成的结缔组织病(如 SLE)、病程较长且病情控制不良的高血压、糖尿病、慢性肾病、长期卧床、激素替代等。PTS 在妊娠期可导致患者子宫螺旋动脉或绒毛血管微血栓形成,甚至形成多发性胎盘梗死灶,导致子宫-胎盘循环血液灌注不良,增加复发性流产和胎死宫内的危险。针对遗传性 PTS,2012 年 ASRM 及 2017 年 ESHRE 指南均推荐对复发性流产患者进行筛查,而 2016 年中国复发性流产诊治专家共识是条件性推荐。针对获得性血栓前状态,目前的指南和共识均推荐筛查 aPL、血清同型半胱氨酸(hcy)等标志物。

推荐对复发性流产患者进行 PTS 筛查,常用指标包括凝血酶时间(TT)、活化部分凝血活酶时间(APTT)、凝血酶原时间(PT)、纤维蛋白原、D-二聚体、血小板聚集率、血清 hcy、aPL 等。此外,有条件者可开展血栓弹力图(TEG)、凝血酶抗凝血酶复合物(TAT)、血栓调节蛋白(TM)、蛋白 C、蛋白 S、抗凝血酶(AT)、凝血因子、凝血酶原等因子的功能检测,必要时可进行遗传性 PTS 基因筛查。

理论上而言,对易栓症的筛查有其必要性,但目前的研究表明与早期胎儿丢失相比,遗传性易栓症和非复发性的晚期胎儿丢失存在更强的关联。没有足够的证据能够证明遗传性易栓症与复发性流产的关联性,且没有足够的临床证据表明预防应用低分子肝素能够防止遗传性易栓症患者发生再次流产。因此,除英国皇家妇产科医师协会提出对存在晚期流产的患者进行筛查外,其余各国指南均不推荐对复发性流产患者常规进行遗传性易栓症的筛查。当存在以下危险因素:①患者既往有血栓栓塞病史。②直系亲属(如父母或兄弟姐妹)存在高风险的遗传性易栓症时。推荐筛查项目包括 FV Leiden 突变(FVL)、凝血酶原 G20210A 突变、蛋白 C 缺乏、蛋白 S 缺乏和抗凝血酶缺乏。由于汉族人群 FVL 及凝血酶原 G20210A 突变罕见，因此在国内应重点筛查进行蛋白 C、蛋白 S 和抗凝血酶缺乏。值得注意的是，筛查时间应当避开妊娠期、抗凝治疗或激素治疗过程，应在流产发生至少 6 周后进行筛查，以避免母体生理状态改变对抗凝蛋白水平的影响。

（四）染色体异常

1. 夫妇染色体异常 研究发现，3%~8%的复发性流产夫妇至少有一方存在染色体异常，其中 92.9%为结构异常，少部分为数目异常，而最新的研究证实在常规核型检测没有发现异常的复发性流产患者中染色体异常携带者发生率高达 11%~14%。染色体结构异常包括相互易位、嵌合体、环状染色体、染色体插入、倒位、缺失及复杂重复等，其中以平衡易位（24.7%）和罗氏易位（17.6%）最为常见。常见的染色体数目异常有特纳综合征（Turner syndrome，45，XO）、克氏综合征（Klinefelter syndrome，47，XXY）、超雌综合征（triple X syndrome，47，XXX）、超雄综合征（double Y syndrome，47，XYY）。多数染色体结构异常均能增加流产等不良妊娠结局的风险。大多数常染色体数目异常，如三体或单体都表现为自然流产、畸形或严重的出生缺陷，仅有性染色体数目异常一般可以活产，且临床表型不明显，但对生殖影响较大。既往认为染色体多态性是发生在染色体异染色质区域的非病理性变异，包括结构、着色强度、带纹宽窄等方面的微小变异，但越来越多的研究显示，染色体多态性会增加复发性流产的发病风险，同时还与不孕不育、精子质量下降、出生缺陷等存在关联。

2. 胚胎染色体异常 胚胎染色体异常是造成自然流产的常见原因。细胞遗传学研究发现，这些异常大部分是染色体数目异常（86%），少数为染色体结构异常（6%）及其他如染色体镶嵌现象及亚显微染色体异常等（8%）。这个结果是通过对流产儿常规染色体核型分析所得，真正的发生率可能更高。流产发生得越早，胚胎染色体异常的发生率越高。早期流产的胚胎染色体异常以非整倍体为主，其中 16-三体（12%~19%）、X 单体（6%~10%）、22-三体（4%~10%）最常见。在停止发育的胚胎中染色体核型异常发生率约为 50%，其中约 86%为数目异常，6%为结构畸变，其他可能为嵌合、葡萄胎等情况。研究表明，胚胎染色体异常与母体年龄增加有关，年龄>35 岁的女性胚胎染色体异常检出率高达 78%。

2011 年 RCOG 指南提出，有 3 次或以上流产史的夫妇应进行外周血染色体核型分析，不推荐行植入前遗传学筛查（PGS）（3 级证据），当流产物的染色体核型分析提示有非平衡性染色体结构异常可行夫妇双方的染色体核型分析（4 级证据）。2012 年 ASRM 指南提出，建议对有反复妊娠丢失的夫妇进行外周血染色体核型分析，胚胎植入前遗传学检测（PGT）作用不明确。2016 年中国专家共识建议对复发性流产的夫妇进行外周血染色体核型分析。2017 年 ESHRE 指南提出，不常规推荐流产物遗传学筛查，但可以用于解释流产的原因（条件性推荐，2 级证据）；不常规推荐夫妇染色体核型分析，仅筛查有染色体异常高风险的女性（条件性推荐，2 级证据）。

对仅有 1 次流产史的夫妇不推荐常规进行夫妇外周血染色体核型分析；推荐对复发性流产夫妇进行外周血及其流产物染色体核型分析。

（五）解剖因素

1. 先天性解剖异常 子宫先天性异常患者占复发性流产患者的 8.4%～12.6%，包括纵隔子宫、双角子宫、弓形子宫、单角子宫、双子宫、子宫发育不良和先天性子宫颈机能不全等，其中以纵隔子宫最为常见，占全部子宫畸形的 44.3%，其次为双角子宫（36%）、鞍状子宫（25.7%）。子宫先天性异常如子宫颈机能不全常与妊娠晚期胎儿丢失和早产有关。先天性子宫发育不良常伴有内膜和子宫动脉发育异常或缺如从而影响胚胎的种植和血液供应，最终导致流产。但先天性子宫颈机能不全少见。2014 年 ACOG 指南认为，未经治疗的子宫畸形女性再次妊娠时晚期流产率或早产率将显著上升，但是否与早期流产有关尚存在争议。

2. 获得性解剖异常 女性获得性生殖道解剖异常主要有 Asherman 综合征、宫颈功能不全、子宫肌瘤等。Asherman 综合征导致流产的原因可能与受损的子宫内膜蜕膜化不良导致胎盘形成障碍有关，且发生率随刮宫次数增加而增加。宫颈功能不全是造成晚期流产、早产的主要原因之一，其临床特征主要是在妊娠中晚期出现无痛性宫颈扩张和羊膜囊膨出。据统计，子宫颈机能不全在女性中的发生率为 0.1%～0.2%，约 15% 的妊娠 16～28 周反复流产是由宫颈功能不全引起的。目前，尚缺乏大规模的随机对照研究证实内膜息肉、黏膜下肌瘤、较大的浆膜下、肌壁间肌瘤会对生育功能产生影响。2012 年 ASRM 再次提出，子宫肌瘤形态、大小、数量、位置与早期流产的相关性证据不足。

对于有复发性流产病史的女性，建议进行生殖道超声检查。必要时，可进行 MRI 等影像学检查，以评估子宫的解剖结构。对于怀疑有子宫解剖异常的患者，需要通过宫腔镜、腹腔镜检查等进一步明确诊断。在妊娠期，应加强对子宫颈形态学的监测，以便及时发现宫颈功能不全的状况。

（六）内分泌因素

内分泌疾病与 SA 的发生密切相关。与 SA 有关的内分泌异常主要包括多囊卵巢综合征（PCOS）、黄体功能不全、高泌乳素血症（HPRL）、甲状腺功能异常、糖代谢异常等。

1. PCOS 2011 年 RCOG 指南认为 PCOS 可能增加自然流产的发生率，ASRM 意见与 RCOG 的意见不一致，但明确的是 PCOS 与肥胖、高胰岛素血症、黄体生成素（LH）过度分泌、高雄激素和血栓形成等相关。2016 年中国复发性流产诊治专家共识推荐对复发性流产患者行生殖激素水平检测，而 2017 年 ESHRE 指南则不建议常规检查。2016 年中国复发性流产诊治专家共识与 2017 年 ESHRE 指南均认为没有足够证据支持二甲双胍可降低复发性流产合并 PCOS 患者的流产率，故未做推荐。

2. 黄体功能不全 2012 年 ASRM 指南指出，对流产 3 次及以上的复发性流产患者给予黄体支持可能有益。2017 年 ESHRE 指南认为，孕酮及 hCG 对于能够提高黄体功能不全的复发性流产女性活产率的证据不足，故条件性推荐；2017 年发表在 *Fertility and Sterility* 的一项基于 RCT 的 Meta 分析提示补充合成黄体酮和 17-羟孕酮（非天然孕酮）能够降低复发性流产患者的流产率，但推荐剂量不同。

3. 甲状腺功能异常 甲状腺功能紊乱能增加妊娠丢失风险，约 28.8% 的复发性流产患者甲状腺自身抗体（TGAb、TPOAb）阳性。目前发表的共识和指南均推荐对复发性流产患者进行甲状腺功能筛查，尤其是 TPOAb 筛查。2020 年发表在 *Fertility and Sterility* 的最新 Meta 分析显示复发性流产与亚临床甲状腺功能减退无明显相关性，服用左旋甲状腺素也不会改善妊娠结局。美国甲状腺协会推荐 TSH>2.5mU/L 和 TPOAb 阳性（两者同时满足）的孕妇应予以左旋甲状腺素治疗。

4. 糖代谢异常　研究发现，受孕和胚胎形成阶段的高血糖会增加自然流产和先天畸形的风险，国际妇产科联盟（FIGO）倡议所有国家都应行妊娠期糖尿病筛查。但 2012 年 ASRM 不推荐对复发性流产患者进行糖代谢筛查；2017 年 ESHRE 不推荐对复发性流产患者进行空腹胰岛素和空腹血糖筛查，同时提出二甲双胍对于糖代谢异常的复发性流产女性再次流产的预防作用证据不足。

5. 高催乳素血症　2012 年 ASRM 指南及 2016 年中国专家共识均推荐对复发性流产患者进行 PRL 筛查。2017 年 ESHRE 不推荐对不存在 HPRL 临床表现的患者进行 PRL 筛查，同时提出对于伴有 HPRL 的复发性流产女性采用溴隐亭治疗能够提高活产率。2011 年 RCOG 并未提及此问题。

建议对复发性流产患者常规进行生殖激素检测，包括月经周期第 2、3 日的卵泡刺激素（FSH）、黄体生成素（LH）、雌二醇（E_2）、孕酮（P）、睾酮（T）、催乳素（PRL）和黄体高峰期的 P 水平、甲状腺功能［包括三碘甲腺原氨酸（T_3）、甲状腺素（T_4）、游离三碘甲状腺原氨酸（FT_3）、游离甲状腺素（FT_4）、促甲状腺激素（TSH）、TGAb、TPOAb］，以及空腹血糖筛查，必要时进行葡萄糖耐量试验（OGTT）和胰岛素释放试验。

（七）感染因素

在复发性流产病因中，感染因素筛查的价值目前争议较多，研究认为妊娠早期细菌性阴道病与妊娠中期流产及早产相关，妊娠早期复发性流产与细菌性阴道病的相关性证据不足。虽有研究表明，慢性子宫内膜炎与子宫内膜容受性受损、浆细胞基质浸润、种植相关基因表达改变有关，可导致不孕、反复种植失败，增加复发性流产发生率（10%～27%），但尚缺乏足够的证据。2012 年 ASRM 不推荐筛查支原体、衣原体、TORCH，同时也不推荐进行抗生素治疗。2017 年 ESHRE 指南未提及关于慢性子宫内膜炎的筛查建议。

不建议对复发性流产患者孕前常规进行白带常规、支原体、衣原体、TORCH 等筛查。对妊娠期复发性流产患者，除非有生殖道感染的临床表现，否则也不推荐进行有关感染项目的筛查。

（八）男性因素

2011 年 RCOG 未提及男性因素在复发性流产病因筛查中的价值。2012 年 ASRM 指南不推荐对患者的配偶常规筛查精子 DNA 碎片。2016 年中国复发性流产诊治专家共识未建议对患者的配偶进行筛查。2017 年 ESHRE 指南建议对患者的配偶询问生活方式，如吸烟、饮酒、运动方式及体重，条件性推荐对患者的配偶进行 DNA 碎片的检测，用于解释流产原因，但非直接证据，也不推荐对其配偶进行精子质量筛查。

不推荐对复发性流产患者的配偶常规进行精液质量筛查，除非以解释为目的，才可考虑对其配偶的精子进行 DNA 评估；建议对其配偶询问并记录不良生活方式。

（九）其他因素

研究发现吸烟、酗酒、肥胖、滥用药物及恶劣环境暴露等均会增加流产风险，同时研究发现复发性流产患者无论是在妊娠前还是妊娠后抑郁及焦虑指数都明显升高。2012年ASRM指南、2016年中国复发性流产专家共识、2017年ESHRE指南指出，对于复发性流产夫妇，建议均要记录有无不良生活方式和有无不良的环境因素暴露，同时对患者进行心理因素评估。

复发性流产的病因复杂且异质性强，多数关于发病机制研究的研究对象同源性差，这可能导致对发病机制的研究结果产生偏差。不同病因的复发性流产发病机制可能不同。在流产的表现形式上，不同病因的复发性流产临床表现可能相同也可能不同，如可能有早期流产、晚期流产、散发流产或复发性流产等临床表现。流产的临床特征也可能不同，如妊娠早期表现为生化妊娠、空孕囊、有胎芽无胎心管搏动、胎心管搏动从有到无、中晚期表现为突发胎心消失、胎膜早破、流产等。因此，应尽可能利用先进的技术手段及全面系统的检查，对流产的病因进行科学的分析和分类，然后再对同源性病例开展深入的发病机制及临床研究，只有这样方能揭示复发性流产最真实的发病机制，进而制定靶向性强、有效的治疗策略。

第三节　复发性流产的治疗研究进展

一、免疫异常有关复发性流产的治疗

（一）自身免疫异常

自身免疫异常会增加流产等不良妊娠结局的风险，复发性流产患者如合并自身免疫性疾病，应联合风湿免疫科医生共同管理。

1. 复发性流产合并 SLE、SS、SSc 及 UCTD 等风湿免疫病　妇产科及生殖科医生应联合风湿免疫科医生共同制定诊疗方案，一同管理。应常规给予低剂量阿司匹林（low dose aspirin，LDA，≤100mg/d），免疫抑制剂的给药原则和方案遵循《复发性流产合并风湿免疫病免疫抑制剂应用中国专家共识》、低分子肝素（LMWH）的给药原则和方案遵循《低分子肝素防治自然流产中国专家共识》。

2. 复发性流产合并 APS　目前典型 APS 的标准治疗方案为：LDA+LMWH+羟氯喹（HCQ），应全程给药，HCQ 应在计划妊娠前 3 个月开始给药。如 HCQ 不能耐受或伴有血小板减少可添加小剂量糖皮质激素如醋酸泼尼松（5～10mg/d），必要时可使用静脉注射免疫球蛋白（IVIG）或血浆置换。如患者为继发性 APS，则同时要处理原发病。对于非典型 APS，应根据个体化风险评估结果单独使用 LDA 或联合使用 LMWH。免疫抑制剂的给药原则和方案遵循《复发性流产合并风湿免疫病免疫抑制剂应用中国专家共识》，LMWH 的给药原则和方案遵循《低分子肝素防治自然流产中国专家共识》和《产科抗磷脂综合征诊断与处理专家共识》。

(二)不明原因(同种免疫型)复发性流产的治疗

针对不明原因(同种免疫型)复发性流产的治疗,美国食品药品监督管理局(FDA)早在 2002 年即叫停丈夫或第三方淋巴细胞免疫疗法(LIT)。2011 年 RCOG、2012 年 ASRM、2017 年 ESHRE 指南均不推荐使用 IVIG、淋巴细胞免疫疗法。2019 年英国 Eapen 等研究者发表的一项针对不明原因复发性流产的多中心、随机、双盲、安慰剂对照研究,观察了粒细胞集落刺激因子(G-CSF)的疗效和安全性,结果发现研究组和安慰剂组之间妊娠结局差异无统计学意义,表明使用 G-CSF 治疗并不能改善不明原因复发性流产的妊娠结局(证据级别Ⅰ级)。2017 年 ESRHE 指南也认为没有足够证据推荐 G-CSF 在不明原因复发性流产中使用。2011 年 RCOG 指南不推荐对于不明原因复发性流产患者进行 TNF-α 治疗。2015 年发表在 Blood 一篇随机、对照、双盲试验显示,LMWH 不能改善非易栓症的不明原因复发性流产患者的活产率。基于不伤害原则,ESHRE 不推荐糖皮质激素用于不明原因复发性流产治疗。目前,尚缺乏关于 HCQ 治疗不明原因复发性流产的临床数据,关于环孢霉素(CsA)对不明原因复发性流产临床应用的研究资料有限,且由于研究方法和样本量的限制,对于 CsA 的确切效果及安全性仍亟待大样本的随机双盲对照研究证实。

二、PTS 的治疗

低分子肝素(LMWH)具有高效的抗凝作用,且副反应较少,安全性高,近年来在生殖医学领域的应用日益增多。目前 LMWH 被公认是治疗由 APS 等自身免疫疾病、PTS 等引起的复发性流产的有效药物。虽然,近年来有研究表明,LMWH 除具有抗凝作用外,还具有免疫调节及其他非抗凝益处,如抑制抗磷脂抗体产生的免疫反应、促进滋养细胞增殖、侵袭及分化、抑制滋养细胞凋亡、保护血管内皮、促进胎盘形成等作用,但这些作用尚未在体内得到进一步证实。因此,盲目扩大 LMWH 在复发性流产患者中的使用适应证和随意增加 LMWH 剂量,不仅不能改善患者的妊娠结局,反而会增加出血等不良反应风险,有违治疗原则和医学伦理。目前,我国 LMWH 在防治复发性流产中的应用普遍存在两方面问题,一方面是过度保守,即使患者有明确的使用指征,也由于担心出血或对胚胎的不良影响不敢使用;另一方面是盲目扩大 LMWH 适应证,把 LMWH 当作常规保胎或促进着床药物来应用,甚至通过监测血 β-hCG 的水平来盲目增加 LMWH 的剂量。为了规范 LMWH 在防治自然流产中的应用,2018 年国内有关专家讨论制定了《低分子肝素防治自然流产中国专家共识》,经过 2 年的临床实践,在一定程度上促进了 LMWH 的合理应用,但仍需要进一步规范。

三、染色体异常的治疗

夫妻染色体异常能增加复发性流产等不良妊娠结局的风险,胚胎染色体异常占流产总数的 50% 以上。2018 年《胚胎植入前遗传学诊断/筛查技术专家共识》将复发性流产作为胚胎植入前遗传学检测的适应证之一,但复发性流产行 PGT 后的效果及性价比仍存在争议,有待于新的 RCT 研究证实。

对于染色体异常的患者建议进行遗传咨询，如为同源染色体罗氏易位携带者，则建议避孕，或接受供卵或供精，通过辅助生殖技术解决生育问题。对于常染色体平衡易位及非同源染色体罗氏易位妊娠后，应行产前诊断，如发现胎儿存在严重染色体异常或畸形，应考虑终止妊娠，并进行遗传咨询，拟再次妊娠者可考虑通过胚胎植入前遗传学检测-结构重排（PGT-SR）助孕。对于反复出现胚胎或胎儿严重染色体畸变者，可考虑行 PGT 技术进行辅助生殖。目前，没有足够证据证明 PGT-A 在提高不明原因复发性流产患者活产率方面优于期待治疗，除非合并高育龄或既往胚胎染色体异常。暂不建议对染色体核型正常的夫妇常规采用 PGT-A 辅助生殖技术。

四、解剖异常的治疗

关于解剖异常的纠正能否改善复发性流产的妊娠结局，目前尚存在争议。2011 年 RCOG 指南认为，对有子宫先天畸形者不建议手术治疗；2012 年 ASRM 指南认为，未经治疗的子宫畸形女性再次妊娠时晚期流产率或早产率将显著升高，但是否与早期流产有关系目前尚存在争议，但专家一致认为复发性流产患者合并先天性子宫畸形仍可考虑手术治疗。2016 年中国专家共识建议对于双角子宫或鞍状子宫的复发性流产患者，可行子宫矫形术；子宫纵隔明显者可采用宫腔镜切除；单角子宫患者无有效的手术方法，应加强孕期监护，以便及时发现并发症并予以处理。2017 年 ASRM 发表在 *Fertility and Sterity* 的一篇关于子宫纵隔的指南推荐对于前次妊娠丢失或不良产科结局的患者应考虑子宫纵隔切除（C 级证据）；2017 年来自 Cochrane 数据库的一项 Meta 分析显示，子宫颈环扎术较非手术对流产无显著改善作用（证据级别Ⅰ级），与阴道黄体酮制剂相比，子宫颈环扎术对流产无显著改善（证据等级Ⅰ级）；2012 年 ASRM 再次提出子宫肌瘤形态、大小、数量、位置与早期流产的相关性不足，肌瘤切除（腔镜或开腹）降低流产率证据不足，对于无症状、不改变宫腔形态的子宫肌瘤，不推荐手术治疗。2016 年中国专家共识建议对于宫腔粘连者行宫腔镜粘连分离术，子宫黏膜下肌瘤患者宜在妊娠前行宫腔镜肌瘤切除术，体积较大的肌壁间肌瘤应行肌瘤剔除术；2017 年 ESHRE 对于子宫肌瘤、内膜息肉、宫腔粘连不推荐手术治疗。

先天性解剖异常：子宫纵隔明显者可采用宫腔镜下切除纵隔；对于单角子宫不建议行子宫重建术，对子宫颈正常的双子宫者不推荐进行子宫成形术。

获得性解剖异常：建议对宫腔粘连者行宫腔镜下粘连分离术，同时给予预防粘连措施；子宫黏膜下肌瘤患者宜在妊娠前行宫腔镜子宫肌瘤切除术，体积较大的肌壁间肌瘤应行子宫肌瘤剔除术。

宫颈功能不全：对明确诊断者应在妊娠期择日行子宫颈环扎术，手术时机应选择在既往发生流产的孕周前，一般在妊娠 12～16 周进行。对无明显宫颈功能不全的复发性流产患者，尤其是有多次清宫、多次宫腔镜检查手术操作者，宫颈功能不全的发生危险增加，妊娠期应加强宫颈功能的动态监测，一般自妊娠 12 周开始，每 4 周监测 1 次，必要时可缩短监测时间，每 1～2 周监测 1 次，以便及时发现宫颈功能不全并及时给予处理；对于妊娠期发现无痛性宫颈扩张者，尽可能行紧急子宫颈环扎术，以最大限度地延长孕周。

五、内分泌异常的治疗

复发性流产伴有内分泌功能异常者,应在孕前积极处理至内分泌功能正常,方可受孕,同时在妊娠期加强监测,如发现异常应及时给予处理。

1. 甲状腺功能亢进 建议合并甲状腺功能亢进者在控制病情后方可受孕,妊娠期应加强监测。常用药物为丙基硫氧嘧啶(PTU),妊娠期使用较为安全,不会增加胎儿畸形和新生儿甲状腺功能减退的发生风险。

2. 甲状腺功能减退 建议对合并甲状腺功能减退者给予甲状腺激素治疗,当甲状腺功能恢复正常3个月后再考虑妊娠,妊娠期严密监测甲状腺功能,每2~4周检查1次,依据TSH等指标的变化及时调整甲状腺激素剂量。亚临床甲减患者也应酌情补充甲状腺素,使TSH控制在相应孕周的正常水平。

3. 糖尿病 建议已经确诊的糖尿病患者在血糖控制理想后3个月方可受孕,并于计划妊娠前3个月停用妊娠期禁用的降糖药,改为胰岛素治疗,孕期严密监测血糖和糖化血红蛋白水平。

4. PCOS 建议患者通过生活方式调整、药物干预等措施改善卵巢功能及糖脂代谢。但目前仍没有足够证据支持二甲双胍可降低伴有PCOS的复发性流产患者流产率。

5. HPRL 对于HPRL者推荐溴隐亭治疗,建议PRL控制在正常范围之后方可考虑妊娠。

6. 黄体功能不全 建议针对黄体功能不全患者排卵后开始给予黄体支持。常用药物有地屈孕酮、黄体酮针剂、微粒化黄体酮、黄体酮阴道凝胶等。具体可参照《孕激素维持早期妊娠及防治流产的中国专家共识》。

六、感染因素

感染因素与晚期流产、胎膜早破以及早产关系密切,但在早期复发性流产病因筛查中的价值目前争议较多,是否治疗仍未达成共识。2012年ASRM不推荐进行抗生素治疗。2016年中国专家共识提出对生殖道感染的复发性流产患者孕前应针对病原体进行针对性治疗,感染控制后方可受孕。2017年ERSHR指南未提及感染因素筛查及治疗建议。

对于有明显生殖道感染临床表现的患者,建议在妊娠前根据病原体的种类进行针对性治疗,待感染控制后再考虑受孕。然而,目前还没有足够的证据表明,抗生素治疗对于没有感染临床表现或证据的患者的妊娠结局有改善作用。这意味着对于有感染症状的患者,及时治疗感染是很重要的,但对于没有明显感染症状的患者,使用抗生素可能并不会带来明显的益处。每个患者的情况都是独特的,治疗决策应该基于具体的临床表现和医生的判断。

七、其他因素

不良生活习惯和恶劣环境暴露均会增加流产率,多数复发性流产患者均存在一定程度的心理障碍。2012年ASRM指南、2016年中国专家共识、2017年ESHRE指南指出对复发性流产夫妇均要记录不良生活方式和有无不良的环境因素暴露。

建议复发性流产患者纠正不良生活习惯，改变不良生活和工作环境；对有心理障碍的患者给予心理疏导，必要时给予药物治疗。必要时建议对复发性流产患者配偶纠正不良生活方式，但不推荐对其配偶采取抗氧化等治疗措施。

八、不明原因复发性流产诊治

研究表明，仍有 40%以上的复发性流产患者流产原因不明，称不明原因复发性流产（URSA）。随着免疫学和生殖医学的不断发展，近年来，衍生出了免疫学与生殖医学交叉的新兴学科，即生殖免疫学。生殖免疫学的观点认为，在正常妊娠过程中存在一种特殊的免疫耐受状态，即母体免疫系统对胚胎抗原的免疫耐受，称为母胎免疫耐受，而 URSA 的发生则是由于母胎免疫耐受机制未能建立或被破坏进而导致母体对胚胎抗原产生免疫排斥的结果，因此，URSA 也称为同种免疫型复发性流产。目前，关于妊娠免疫耐受的形成和失衡机制的研究，已经从系统免疫逐渐深入到母胎界面的细胞和分子水平。研究发现，母胎免疫耐受的形成依赖于母胎界面多种细胞间复杂的交互对话网络，包括胚胎来源的滋养细胞、母体来源的蜕膜基质细胞、血管内皮细胞及蜕膜免疫细胞，如自然杀伤（natural killer，NK）细胞、T 细胞、巨噬细胞、髓系来源抑制细胞（myeloid-derived suppressor cell，MDSC）等。这些细胞之间的正常交互对话将产生有利于胚胎种植和生长发育的免疫微环境，如产生抑制表型的 NK 细胞、表达 Foxp3 的调节性 T 细胞数量增加、MDSC 数量增加和抑制功能增强、产生 Th2 型免疫反应、滋养细胞适度浸润等，结果表现为妊娠免疫耐受；反之，任何一个环节出现异常，都可能导致母胎免疫耐受失衡，最终引发流产等不良妊娠结局。同种免疫型复发性流产概念的提出正是基于这一免疫耐受理论和研究证据。但遗憾的是，迄今为止，这种免疫耐受的形成机制和 URSA 的病因和发病机制尚未完全阐明。由于病因和发病机制不明，目前尚缺乏国际公认的诊断标准，对其诊断仍然是使用排除法，即经过严格的、系统而全面的病因学筛查排除已知的所有病因后方可诊断。国际指南包括 2012 年 ASRM 指南及 2017 年 ESHRE 指南均不推荐对复发性流产女性进行外周血淋巴细胞亚群及细胞因子谱检测来诊断同种免疫型复发性流产。2017 年 ESHRE 指南认为复发性流产患者中人类白细胞抗原（human leukocyte antigen，HLA）多态性与妊娠结局相关性不明确，也不推荐对复发性流产患者进行 HLA 多态性检测。目前，针对同种免疫型复发性流产的治疗仍缺乏针对性强、疗效明确的治疗方法。目前的治疗方法如抗凝及抗血小板治疗、免疫抑制剂、免疫调节剂、静脉注射免疫球蛋白（intravenous immunoglobulin，IVIG）、静脉输注脂肪乳剂、生物制剂、粒细胞集落刺激因子（granulocyte colony-stimulating factor，G-CSF）等治疗，都是基于一定理论基础的小样本研究，尚缺乏大样本、多中心的随机对照研究证实其有效性。近年来，关于丈夫和第三方淋巴细胞主动免疫疗法的有效性和安全性也存在争议，FDA 早在 2002 年就已叫停该疗法的临床应用。

九、复发性流产患者妊娠后的监测与管理

对复发性流产患者来说，妊娠后需要进行严密的随访和监测，这包括对母体本身，以

及胚胎、胎儿生长发育的监测两个方面。这样的监测是非常重要的,可以帮助医生及时发现可能出现的问题,并采取相应的措施,保障母体和胎儿的健康。同时,这也可以让患者更加安心,了解自身和胎儿的状况,更好地配合治疗和护理。

除了进行正规的产前检查外,还需根据母体的病情特点进行有关指标的监测,以便及时调整治疗方案。

(一)早孕期监测

70%～80%的流产发生在早孕期。超声检查是判断早期妊娠结局的"金标准"。妊娠早期血 β-hCG 水平仅反映绒毛活性,与妊娠结局并无直接相关性。妊娠 10 周以前体内孕激素多源于卵巢的分泌,呈现脉冲性释放、变异范围大,监测血清孕酮水平不能有效预测妊娠结局。2015 年中国《黄体支持与孕激素补充共识》只推荐检测 β-hCG 水平以判断绒毛活性及超声监测胚胎发育,不推荐检测血清孕酮水平及其变化来判断妊娠结局。2012 年 ASRM 指南也不推荐检测血清孕酮水平及其变化。

在条件允许的情况下,建议对复发性流产患者妊娠后检测血 β-hCG 水平,但不推荐检测妊娠早期血清孕酮水平及其变化。建议在妊娠 6～7 周时进行首次超声检查,如有异常,应每隔 1～2 周定期复查。根据孕囊大小、胎芽发育、胎心管搏动以及卵黄囊等情况,综合判断胚胎发育是否正常,避免盲目保胎。通常情况下,如果孕囊平均直径达到 25mm 仍未见胎芽,或者胎芽长度超过 7mm 仍未见胎心管搏动,这都预示着流产可能不可避免。

(二)妊娠中晚期监测

随着妊娠的进展,妊娠合并症的病情可能会加重,各种妊娠并发症的发生危险也逐渐增加,复发性流产患者的胎儿出生缺陷发生率高,应加强监测。

对于存在合并症的复发性流产患者,如合并系统性红斑狼疮、抗磷脂综合征、未分化结缔组织病、高血压病、糖尿病、慢性肾病、血栓性血小板减少性紫癜等疾病,在妊娠期需要通过相关检查来监测病情的变化。同时,还需要进行相应的检查以判断胎儿和胎盘的功能,从而能够及时调整治疗方案。对于病情严重且复杂的患者,建议进行多学科管理。此外,还应做好遗传咨询工作,加强对胎儿出生缺陷的监测,必要时进行产前诊断。特别是在妊娠晚期,要加强对胎儿安危的监测,适时终止妊娠。

附 录 一

反复妊娠丢失中西医结合诊疗指南（2023年）

1 背景、目的及意义

反复妊娠丢失（recurrent pregnancy loss，RPL）的定义在流产孕周、流产次数、是否连续发生流产及是否包括生化妊娠等方面尚存争议，结合欧洲人类生殖与胚胎学会（European Society of Human Reproduction and Embryology，ESHRE）、美国生殖医学学会（American Society for Reproductive Medicine，ASRM）和英国皇家妇产科医师协会（Royal College of Obstetricians and Gynecologists，RCOG）有关指南中对RPL的定义，本指南将RPL定义为：连续发生2次及以上妊娠28周前的胚胎/胎儿丢失，包括生化妊娠。根据这一定义，RPL发病率约占育龄妇女的1%~5%。

RPL在中医学中属于"滑胎"范畴。中医治疗RPL具有整体调节和辨证论治的优势，可通过改善RPL患者的临床症状、改善卵巢功能、保护黄体功能、改善子宫内膜容受性、调节免疫功能等方面起到安胎作用。但目前中西医结合诊治RPL尚存在病因筛查标准不规范、中医辨证分型不统一、中医治疗时点不明确等问题。为解决上述问题，有必要开展RPL中西医结合诊疗指南的制定来进一步规范RPL的临床诊断与治疗工作。本指南由中国中西医结合学会妇产科专业委员会发起，广州中医药大学第一附属医院罗颂平教授团队联合中山大学孙逸仙纪念医院张建平教授团队负责组织执行，兰州大学健康数据科学研究院指南与标准研究中心、世界卫生组织（World Health Organization，WHO）指南实施与知识转化合作中心、兰州大学证据评价与推荐意见分级、制定和评价（Grading of Recommendations，Assessment，Development and Evaluation，GRADE）中心提供方法学支持，制订方法和步骤主要基于2014年世界卫生组织发布的《世界卫生组织指南制订手册》、2015年中华中医药学会发布的《中医临床诊疗指南编制通则》和2022年中华医学会发布的《中国制订/修订临床诊疗指南的指导原则（2022版）》，并参考国际实践指南报告标准（Reporting Items for Practice Guidelines in Healthcare，RIGHT）。本指南制订工作组按照循证临床实践指南制订的标准方法与步骤，使其符合临床实际，便于实施，且具有中西医结合特色，适用于治疗RPL的中医院及中西医结合医院等医疗机构，使用人群为从事中医妇科学、中西医结合妇产科学的医务工作者及临床医师，目标人群为RPL患者。

本指南于2020年1月在国际实践指南注册平台（International Practice Guideline Registry Platform，http://www.guidelines-registry.cn）进行了中英文注册（No.IPGRP-2020CN006）。

2 指南制定方法

2.1 临床问题的遴选与确定 本指南工作组通过一轮问卷调查,收集了来自全国各个地区30位临床医师的调查问卷,对其进行优化后共得到45个临床问题,再对20位专家发放问卷进行第二轮临床问题重要性调研,根据临床问题的重要性排序最终纳入了14个临床问题。

2.2 证据的检索与筛选 证据评价组按照PICO(population:人群,intervention:干预,comparison:对照,outcome:结局)原则对最终纳入的14个临床问题进行解构,并按照主题词结合自由词的方式进行系统检索。

2.3 检索策略 检索PubMed、EMBase、Web of Science、The Cochrane Library、中国知网、万方、中国生物医学文献数据库和维普数据库,补充检索谷歌学术、百度学术(取前100条),同时追溯纳入文献的参考文献列表,主要纳入系统评价和Meta分析、网状Meta分析、随机对照试验(randomized controlled trial,RCT)、队列研究、病例对照研究等研究类型。检索国家健康与临床卓越研究所(National Institute for Health and Clinical Excellence,NICE)、ESHRE、ASRM等机构官方网站,主要纳入相关指南。检索时间为2022年6月,并于2023年6月进行补充检索,发表语言限定为中英文,检索去重后得到69739篇相关文献。每个临床问题均由两位证据评价组成员按照题目、摘要和全文的顺序独立逐级筛选文献并核对,如存在分歧,则通过讨论或咨询第三方解决。

2.4 纳入及排除标准

2.4.1 纳入标准 (1)RPL的指南、共识、临床路径、书籍等,可解答本次指南相关问题者;(2)RPL的系统评价、Meta分析、网状Meta分析、RCT、队列研究、病例对照研究等,可解答本次指南相关问题者。

2.4.2 排除标准 (1)非中英文语言文献;(2)与解答相应临床问题无关的临床研究;(3)不足以影响临床的理论探讨;(4)质量较差的临床报道;(5)未取得广泛共识的病案临床报道。

2.5 文献筛选及资料提取 应用EndNote X8软件进行文献管理,首先进行文献去重,然后排除不符合文献,进而采用Excel表提取文献相关资料。

2.6 纳入研究方法学质量评价 采用系统评价偏倚风险评价工具(A Measurement Tool to Assess Systematic Reviews,AMSTAR)、Cochrane偏倚风险评价工具(Risk of Bias,ROB)和纽卡斯尔-渥太华量表(Newcastle-Ottawa Scale,NOS)分别对纳入的系统评价和Meta分析(网状Meta分析)、RCT、队列研究与病例对照研究进行方法学质量评价,优先使用证据等级高的证据。

2.7 证据等级分级标准及推荐强度 遵循循证医学原则,证据等级参照GRADE分级系统,将证据等级划分为高、中、低和极低4个等级(表1)。本指南研究证据为系统评价和Meta分析,将其视为最高级别证据,根据GRADE系统进一步进行证据等级划分,即根据证据中的偏倚风险、不一致性、间接性、不精确性和发表偏倚,将证据质量分为高、中、低和极低等级。

推荐强度参照目前公认和被普遍采用的GRADE中的推荐意见,分为强推荐和弱推荐(表2)。本指南推荐意见根据证据质量、价值观念与偏好、成本与资源耗费、中西医结合的现状和经验、可行性和可及性等,系统考虑干预措施的利弊平衡,并经临床专家充分讨论达成共识。

表 1　GRADE 证据质量分级与定义

证据质量分级	代码	定义
高	A	对观察值非常有把握：观察值接近真实值
中	B	对观察值有中等把握：观察值有可能接近真实值，但亦有可能差别很大
低	C	对观察值的把握有限：观察值可能与真实值有较大差别
极低	D	对观察值几乎无把握：观察值与真实值可能有极大差别

表 2　GRADE 推荐强度分级与说明

推荐等级	代码	说明
强推荐	1	强推荐：明确显示干预措施利大于弊或弊大于利
弱推荐	2	弱推荐：利弊不确定或无论质量高低的证据均显示利弊相当

3 推荐意见的形成

指南制订工作组基于纳入的证据，同时考虑了中国患者的偏好与价值观、干预措施的成本和利弊平衡，初拟出适合我国临床实践的推荐意见，并进行了两轮德尔菲调研收集专家意见。两轮专家调研中共识率≥80%的推荐意见纳入本指南。举行专家共识会进一步完善后，形成了最终 14 个临床问题及 29 条推荐意见。

4 推荐意见及证据描述

本指南共包含 29 条推荐意见，主要包括 RPL 病因筛查、西药治疗 RPL、中医药治疗 RPL、RPL 患者的妊娠时机评估、心理状态评估及体重管理等 6 个方面。

临床问题 1：针对 RPL 内分泌方面的病因，应该进行哪些检查？

推荐意见 1.1：建议 RPL 患者在月经 2～5 天常规进行基础性激素检查［卵泡刺激素（follicle stimulating hormone，FSH）、黄体生成素（luteinizing hormone，LH）、雌二醇（estradiol，E_2）、雄激素、催乳素（prolactin，PRL）］以及黄体期（排卵后 5～7 天）孕酮（progesterone，P）和 E_2 检测（2C）。

证据描述：Meta 分析显示，卵巢储备不良与 RPL 之间存在明显的关联，及早关注性激素水平可为 RPL 患者提供必要的治疗。研究发现 PRL 与 E2、P 之间存在明显的负相关，且高 PRL 会导致更高的早期流产率。2016 年《复发性流产诊治专家共识》、2020 年《自然流产诊治中国专家共识》建议 RPL 患者进行生殖激素检测［包括月经周期第 2、3 天的 FSH、LH、E2、P、雄激素、PRL 和黄体高峰期的 P 水平］。

推荐意见 1.2：建议 RPL 患者在妊娠前和妊娠早期检测甲状腺功能［包括血清游离甲状腺素、促甲状腺激素（thyroid stimulating hormone，TSH）、甲状腺过氧化物酶抗体］（1B），必要时可完善血清游离三碘甲腺原氨酸、血清总三碘甲腺原氨酸、血清总甲状腺素、甲状腺球蛋白抗体检查（2C）。

证据描述：Meta 分析发现甲亢患者妊娠期间接受治疗可以降低自然流产等不良妊娠结局的发生率。2022 年 1 项队列研究（11194002 例）探讨孕前 TSH 水平与妊娠时间和自然流产风险的关系发现，与 TSH 水平在 0.37～2.49mIU/L 比较，高 TSH 组发生自然流产的风险增加［TSH：4.88～9.99mIU/L，OR1.33，95%CI（1.28，1.38）；TSH≥10.00mIU/L，

OR1.25，95%CI（1.14，1.36）]。研究发现 RPL 与甲状腺自身免疫疾病相关，甲状腺过氧化物酶自身抗体（thyroid peroxidase antibodies，TPOAb）阳性的 RPL 患者流产率高于 TPOAb 阴性组。亚临床甲状腺功能减退症（subclinical hypothyroidism，SCH）也可能与不良妊娠结局相关。1 项针对 5405 例妊娠期 SCH 患者采用甲状腺激素治疗对孕妇及胎儿影响的研究发现，与未接受治疗的患者比较，妊娠期 SCH 患者接受甲状腺激素治疗可降低流产、死产风险，但增加早产、妊娠糖尿病和先兆子痫的风险；亚组分析显示，仅在基线 TSH>4.0mU/L 的妇女中，才能观察到治疗对妊娠丢失的益处，然而这项研究未说明患者是否有甲状腺自身抗体。根据现有证据，可以考虑对 TSH 浓度>4.0mIU/L 的 SCH 女性进行左旋甲状腺素治疗。

推荐意见 1.3：推荐伴有多囊卵巢综合征（polycystic ovary syndrome，PCOS）的 RPL 患者在妊娠前完善基础性激素六项、葡萄糖耐量试验和胰岛素释放试验检测（1B）。

证据描述：PCOS 与 RPL 患者的妊娠结局可能与 PCOS 的合并症（包括肥胖、代谢综合征、高胰岛素血症及高雄激素血症等）有关。研究发现 RPL 患者的空腹血糖、空腹血浆胰岛素、胰岛素抵抗（insulin resistance，IR）稳态模型评估显著升高，葡萄糖与胰岛素比值显著降低，IR、PCOS 发生率较高。

临床问题 2：针对 RPL 免疫方面的病因，应该进行哪些检查？

推荐意见 2.1：推荐对 RPL 患者筛查标准抗磷脂抗体（antiphospholipid antibodies，aPL）3 项［狼疮抗凝物（lupus anticoagulant，LA）、抗心磷脂抗体（anticardiolipin antibodies，aCL）和抗β₂糖蛋白Ⅰ抗体（anti-β₂ glycoprotein Ⅰ antibodies，anti-β₂GPⅠAb）］以明确是否有抗磷脂综合征（antiphos-pholipid syndrome，APS）存在（1C），不建议常规进行非标准 aPL 筛查（2C）。

证据描述：APS 是以血液循环中存在可引起血栓或病理妊娠等不良后果的 aPL 为主要特征的一种自身免疫性疾病，与 RPL 关系密切。APL 包括 LA、aCL 及 anti-β₂GPⅠAb 等。Meta 分析及相关研究表明 LA、aCL、anti-β₂GPⅠAb 与 RPL 相关，且降低抗体滴度可改善 RPL 患者的妊娠结局。2020 年 1 项研究评估了血清学阴性的 APS 患者中非标准 aPL 的诊断价值，结果显示至少可检出 1 种非标准 aPL 的血清学阴性的 APS 患者达到 60.9%，在非标准 aPL 谱中，免疫球蛋白 G（immunoglobulin，IgG）型 PS/PT 和 IgG 型 β₂GPⅠ结构域 1 在诊断 APS 中显示出更好的诊断和预测预后价值。对于非标准 aPL 筛查的临床意义，目前尚存较大争议，认为在非标准 aPL 中，只有抗β₂-糖蛋白 1 结构域 1 抗体和 APS/PT 抗体被认为可能与 RPL 有潜在关联，其他非标准抗体尚未发现与 RPL 有显著关联，故主张多数非标准 aPL 不应作为常规筛查项目。

推荐意见 2.2：建议 RPL 患者选择检查标准 aPL3 项（LA、aCL、anti-β₂GPⅠAb）、抗核抗体、抗 ds-DNA 抗体、抗可溶性抗原抗体、类风湿因子、抗环瓜氨酸肽抗体及与其自身免疫性疾病临床表现相应的自身抗体检查（2C）

证据描述：研究发现系统性红斑狼疮（systemic lupus erythematosus，SLE）、干燥综合征（Sjögren's syndrome，SS）、类风湿关节炎（rheumatoid arthritis，RA）、系统性硬化症（systemic sclerosis，SSc）及未分化结缔组织病（undifferentiated connective tissue disease，UCTD）等全身性自身免疫性疾病产生自身抗体，可导致凝血和免疫功能紊乱，进而导致不良妊娠结局。妊娠过程中免疫系统会发生一系列复杂的变化，加之激素水平的影响，会加重大多数自身免疫性疾病所导致的局部组织或全身免疫炎症损伤，引发血管内皮损伤促使血栓形成，进而影响胎盘的供血和胎儿发育，导致流产、死胎、早产、子痫前期和胎儿生长受限等诸多不良妊娠结局。

临床问题3：针对免疫因素引起的RPL，应该选择哪些治疗方案？

推荐意见3.1：伴有APS的RPL患者，推荐联合风湿免疫科医师共同管理，根据疾病的种类及严重程度制订免疫抑制剂使用方案，酌情使用羟氯喹、糖皮质激素，必要时静脉输注免疫球蛋白（1B）。

证据描述：研究表明SLE、SS、RA、UCTD等可显著增加自然流产、死产等不良妊娠结局的风险，因此，对于患有自身免疫性疾病的RPL患者，应由风湿病学家和产科医生进行孕前评估和密切产前监测。妊娠合并风湿免疫病的免疫抑制治疗，在减少妊娠不良事件发生率、控制和降低妊娠期疾病活动度中尤为关键。2020年《自然流产诊治中国专家共识》推荐针对RPL合并SLE、SS、SSc以及UCTD等风湿免疫病患者，妇产科及生殖科医生应联合风湿免疫科医生共同管理制定免疫抑制剂的给药原则和方案。

2021年1篇系统评价支持使用低剂量阿司匹林（low dose aspirin，LDA）加低分子肝素（low molecular weight heparin，LMWH）作为预防APS女性再次流产的一线治疗方案，并肯定羟氯喹、静脉注射免疫球蛋白（intravenous immunoglobulin，IVIG）和泼尼松的疗效。2020年《产科抗磷脂综合征诊断与处理专家共识》建议对于常规治疗失败的难治性产科APS，最常见治疗方案为使用治疗剂量的LMWH，并且在妊娠前使用LDA和羟氯喹的基础上，妊娠期可考虑加用小剂量泼尼松（孕早期≤10 mg/d）或等效剂量的其他糖皮质激素。IVIG仅可作为非一线药物尝试。对于IVIG的使用，2017年韩国生殖免疫学会指南不推荐常规使用IVIG治疗伴有自身免疫疾病的RPL患者，2020年《产科抗磷脂综合征诊断与处理专家共识》、2020年《复发性流产合并风湿免疫病免疫抑制剂应用中国专家共识》则建议将IVIG作为非一线药物尝试，在联合使用羟氯喹、糖皮质激素和抗凝抗血小板方案治疗仍无效的情况下考虑采用。

推荐意见3.2：对不明原因RPL患者，不建议使用糖皮质激素、羟氯喹、IVIG、淋巴细胞免疫疗法（lymphocyte immunization therapy，LIT）、重组人粒细胞集落刺激因子、肿瘤坏死因子-α抑制剂、脂肪乳等作为常规治疗方案（2B）。

证据描述：40%～50%的RPL患者自然流产的病因不明确，被称为不明原因RPL。目前，不明原因RPL的治疗缺少有效统一的方法，现有的治疗方案主要针对免疫因素方面。2018年1篇Meta分析研究不同免疫疗法（IVIG、LIT）、宫内输注粒细胞集落刺激因子、肿瘤坏死因子-α抑制剂以及糖皮质激素对不明原因RPL的治疗效果，结果提示其在提高不明原因RPL患者的活产率方面没有明显效果。Meta分析发现糖皮质激素治疗可提高不明原因RPL的临床妊娠率和活产率，但对流产率无明显效果。基于使用糖皮质激素会导致更高的糖尿病和高血压病风险，本指南不推荐对不明原因RPL进行常规糖皮质激素治疗，有待高质量的RCT提供可靠证据。现有Meta分析对IVIG在改善RPL患者的妊娠结局方面结论不一致，主要是各项研究中使用的方案不同，包括IVIG剂量与治疗疗程不同。但有RCT发现，在怀孕早期连续5天重复给予IVIGI（400mg/kg），可显著增加有4个或更多原因不明的RPL妇女活产率。Meta分析及RCT发现重组人粒细胞集落刺激因子在提高不明原因RPL活产率无明显益处。目前关于脂肪乳治疗RPL的临床研究较少且研究质量较为低下,缺乏临床证据支持 RPL 患者使用脂肪乳。

临床问题 4:针对 RPL 血栓前状态方面的病因,应该进行哪些检查?

推荐意见 4.1:针对 RPL 血栓前状态的筛查,建议筛查蛋白 C、蛋白 S、抗凝血酶Ⅲ(2C)。

证据描述:血栓前状态(prethrombotic state,PTS)的遗传因素存在显著的种族差异。在汉族人群中,蛋白 C、蛋白 S 和抗凝血酶(antithrombin,AT)缺乏是最常见的遗传性 PTS 类型。在国内受试人群中,蛋白 C、蛋白 S 和 AT 缺乏症的检出率分别为 1.15%、1.49%、2.29%。研究发现 RPL 患者血浆 AT-Ⅲ、蛋白 C、蛋白 S 异常降低,提示机体存在血液高凝态倾向,通过检测上述指标对预测 RPL 有临床指导意义。

推荐意见 4.2:针对 RPL 血栓前状态的筛查,不建议常规检测凝血因子Ⅴ基因 Leiden 突变、凝血酶原基因突变、纤溶酶原激活物抑制物-1 基因突变和亚甲基四氢叶酸还原酶(methylenetetrahydrofolate reductase,MTHFR)基因突变(2C)。

证据描述:多项研究发现母体凝血因子Ⅴ基因 Leiden 突变携带与 RPL 无明显相关性。现有研究提示,在中国人群中凝血酶原基因 G20210A 突变较少见,凝血酶原基因多态性与 RPL 的关系目前仍未完全明确。Meta 分析发现,纤溶酶原激活物的抑制剂-1(4G/5G)多态性与白种人 RPL 风险增加相关,然而在亚洲人群中未观察到显著的相关性。1 项系统评价发现,除少数欧洲人群外,其他地区纤溶酶原激活物的抑制剂-1 4G 等位基因突变与流产的风险并无明确的联系。Meta 分析发现杂合/纯合 MTHFR C677T 突变与不明原因 RPL 的发生无显著相关性。

推荐意见 4.3:针对 RPL PTS 的筛查,推荐常规检测血清同型半胱氨酸(homocysteine,Hcy)(1B)。

证据描述:Hcy 是 PTS 的独立危险因素,可引起血管内皮细胞损伤、胎盘或子宫螺旋动脉血栓形成,导致胎儿供血不足,严重时会导致流产、胎儿死亡和其他不良妊娠结局。Meta 分析发现 RPL 的患者血清 Hcy 水平高于正常对照组,差异有统计学意义。然而,降低 Hcy 水平是否有助于降低 RPL 风险,仍需要前瞻性研究来证实。

临床问题 5:针对 PTS,应用抗凝疗法治疗 RPL 的有效性和安全性如何?

推荐意见 5.1:推荐采用 LMWH 联合 LDA 对合并 APS 的 RPL 患者进行抗凝治疗(1B)。

证据描述:RPL 合并 PTS 的治疗目的是通过减少或消除血栓形成以减少流产及其他产科并发症的发生。Meta 分析支持使用 LDA 联合 LMWH 作为预防 APS 女性流产的有效治疗。我国《复发性流产合并血栓前状态诊治中国专家共识》建议针对高风险 aPL 谱携带者可单用 LDA。对有明确产科 APS 病史(无血栓史)的患者,建议妊娠前即开始使用 LDA,备孕当月月经干净开始或一旦受孕即开始使用预防剂量的普通肝素或 LMWH。关于药物使用疗程,需要临床医生在全面评估后决定。

推荐意见 5.2:针对不明原因 RPL,不建议阿司匹林或 LMWH 作为常规治疗方案(2B)。

证据描述:阿司匹林及 LMWH 在不明原因 RPL 患者中的使用效果目前尚存较大争议。Meta 分析发现 LMWH 联合阿司匹林不能改善不明原因 RPL 患者的妊娠结局。有研究表明 LMWH 治疗可能会降低 3 次或更多流产史女性的流产率,但对于既往 2 次流产史的女性,不能降低其流产率。

推荐意见 5.3:建议使用 LMWH 或阿司匹林治疗期间定期监测血常规、肝肾功能以及凝血功能以监测药物不良反应,当出现药物不良反应时,调整药物用量或停药观察,必要时更换药物品种（2C）。

证据描述：LMWH 相对分子质量小、半衰期长、作用持久、不良反应少，妊娠期使用 LMWH 有较好的安全性。Meta 分析发现，与未使用肝素比较，使用肝素组的出血发生率差异无统计学意义。但由于存在个体差异，使用 LMWH 仍存在出血与抗凝不足的风险。Meta 分析发现妊娠期间使用肝素联合阿司匹林会对凝血功能（包括活化部分凝血活酶时间、凝血酶时间、血浆凝血酶原时间和纤维蛋白值等）产生明显影响，以及增加产后出血风险。虽然孕期合理使用 LMWH 或 LDA，一般无明显的不良反应，但出于安全考虑，用药期间仍建议定期监测血小板数量及其他凝血功能指标，并密切观察有无出血、皮疹以及过敏等不良反应。根据抽血检查结果及是否出现出血症状来调整 LDA 用量。

临床问题 6：针对黄体功能不足（luteal phase deficiency，LPD），运用黄体支持治疗 RPL 的有效性如何？

推荐意见 6.1：建议 RPL 患者妊娠后补充黄体酮以提高活产率，优先选择口服孕激素（2C）。

证据描述：目前针对 LPD 多采用经验性的孕激素补充治疗，孕激素的给药途径包括口服、肌内注射、阴道给药。其中口服地屈孕酮的生物利用度可达 28%，低剂量即可起效，对肝脏负荷小，不良反应小，用于先兆流产保胎明显优于口服微粒化黄体酮，患者依从性更好。Meta 分析发现孕激素可能降低先兆流产患者的流产风险，口服孕激素比阴道给药效果更好，且地屈孕酮降低流产风险的效果优于天然黄体酮。补充孕激素治疗能否降低 RPL 患者的流产率，现有 Meta 分析得出不一致的结论。亦有研究发现，与安慰剂组比较，每天使用黄体酮阴道栓剂（每次 400mg，每天 2 次）组流产率较低，活产率较高，但结果无统计学意义。此外，黄体酮经阴道给药可能会出现阴道刺激症状，如果患者出现阴道出血或先兆流产时，不愿或不敢继续阴道上药。2021 年中国《孕激素维持妊娠与黄体支持临床实践指南》、2016 年《孕激素维持早期妊娠及防治流产的中国专家共识》均推荐首选口服地屈孕酮。具体使用方法为：地屈孕酮每日 20～40 mg，分 1 次或 2 次服用，妊娠剧吐患者应谨慎使用。建议孕激素持续使用至前次流产的孕周后 1～2 周，若无先兆流产表现，超声检查正常，可予以停药。若治疗过程中，临床症状（阴道流血、下腹痛等）加重、β-人绒毛膜促性腺激素（human chorionic gonadotropin，hCG）水平持续不升或者下降、B 超检查提示难免流产，考虑流产不可避免，应停药并终止妊娠。

推荐意见 6.2：推荐使用孕激素治疗不明原因 RPL 患者以提高活产率（1B）。

证据描述：Meta 分析提示孕激素治疗可降低不明原因 RPL 的流产率。2021 年中国《孕激素维持妊娠与黄体支持临床实践指南》推荐不明原因 RPL 患者从排卵后 3 天内使用孕激素至孕 10 周，或至前次流产的孕周后 1～2 周，若无先兆流产表现，超声检查正常，可予以停药。

临床问题 7：中医药治疗 RPL 应遵循哪些治疗原则？

推荐意见 7.1：中医药治疗 RPL 应"预防为主，防治结合"，以补肾健脾、益气养血、调理冲任为主，预培其损（1B）。孕后应遵循治病与安胎并举的治疗原则，动态观察母体和胚胎的情况，治疗时间应超过以往堕胎、小产之孕周（专家意见）。

证据描述：2021 年全国中医药行业高等教育"十四五"规划教材《中医妇科学》提出：治疗 RPL 应"预防为主，防治结合"。孕前需检查相关流产原因，治疗以补肾健脾、益气养血、调理冲任为主,预培其损。经不调者,当先调经;若因他病而致 RPL 者,当先治他病。一旦妊娠或怀疑有孕,应立即予保胎治疗。治疗期间,应动态观察母体和胎元之情况,治疗期限应超过以往堕胎、小产之孕周。若因胎元不健以致滑胎,则非药物治疗可以奏效。

临床问题 8:RPL 患者妊娠前何时开始中医调理?妊娠后何时开始安胎治疗?

推荐意见 8.1:推荐 RPL 患者再次尝试妊娠前至少经过 3 个月经周期的辨证调理,证候改善后可计划再次妊娠(1B)。对于高龄(>35 岁)或卵巢储备功能下降的患者,建议调理 3 个月后尽快尝试妊娠(专家意见)。建议 RPL 患者确定妊娠后立即进行安胎治疗以减少再次流产的发生(2C)。

证据描述:Meta 分析发现,在预培其损理论指导下,中药孕前治疗 3 个月经周期可以提高妊娠成功率、保胎成功率及活产率。RCT 研究发现孕前预培其损调理 3 个月经周期可明显提高 RPL 患者的临床疗效及血清 P、hCG 值,差异有统计学意义。研究表明,自然流产后至少 3 个月受孕可降低再次流产的风险。孕后尽快采用中医药安胎治疗可改善 RPL 患者的妊娠结局。1 项队列研究探讨对 RPL 患者怀孕后不同孕周开始治疗对妊娠结局的影响,结果发现孕 6 周前开始保胎治疗可提高妊娠成功率。

临床问题 9:RPL 患者非妊娠期的中医证型有哪些?各证型分别选用什么治法和代表方?

推荐意见 9.1:RPL 非妊娠期的中医辨证分型有肾气虚弱证、肾虚血瘀证、脾肾两虚证、气血两虚证、阴虚血热证(2C)。

证据描述:1 项调查研究探讨 RPL 患者的孕前中医证候分布,发现 RPL 患者中肾虚证占 89.1%、脾肾两虚证占 10.4%、气血虚弱证占 0.5%。其中肾虚证又包含单纯肾虚证(48.9%),以及肾虚夹血瘀(19.0%),肾虚夹血热 17 例(7.70%),肾虚夹湿热 14 例(6.3%),肾虚夹痰湿 10 例(4.5%),肾虚夹肝郁 6 例(2.70%)等 5 种亚型。

2019 年 1 项 RCT 发现孕前服用滋肾育胎丸联合地屈孕酮治疗 RPL 较单独使用地屈孕酮继续妊娠率较高(90.6%vs 71.8%),流产率较低(28.1%vs 9.3%),差异有统计学意义。2020 年 1 项 RCT 探讨补肾健脾方孕前干预对治疗 RPL 的效果,结果发现寿胎丸合四君子汤与西药治疗比较,妊娠成功率更高[OR 2.02,95%CI(1.51,2.70)]。1 项 RCT 观察孕前 2 周开始服用泰山磐石散联合地屈孕酮用于不明原因 RPL 患者的疗效,提示联合组早期流产率显著低于单纯地屈孕酮组(5.36%vs 19.64%),且保胎成功率明显高于地屈孕酮组(91.07%vs 73.21%),差异均有统计学意义。1 项 RCT 探讨加味两地汤治疗 RPL 的疗效,相较于孕前服用阿司匹林肠溶片组,加减两地汤组妊娠率较高(80%vs 90%),妊娠 12 周成功率亦较高(60%vs 80%),差异均有统计学意义。

参考国家中医药管理局《24 个专业 105 个病种中医诊疗方案》《24 个专业 105 个病种中医临床路径》相关推荐,制定了 RPL 非妊娠期的中医辨证分型、治法及代表方,见表 3。

表 3 RPL 非妊娠期各中医证型辨治推荐意见

证型	主要症状	治法	推荐方药	推荐中成药	推荐等级
肾气虚弱证	主症:屡孕屡堕,其或应期而堕,夜尿频多;次症:月经后期,经色淡暗,头晕耳鸣,腰膝酸软,性欲淡漠;舌淡,苔薄白,脉沉弱	补肾益气,调经固冲	补肾固冲丸加减(菟丝子、川断、党参、白术、阿胶、杜仲、巴戟天、当归、熟地、鹿角霜、枸杞子、砂仁)	滋肾育胎丸	2B

续表

证型	主要症状	治法	推荐方药	推荐中成药	推荐等级
脾肾两虚证	主症：屡孕屡堕，甚或应期而堕，腰膝酸软，下腹坠胀；次症：月经初潮推迟或周期推后，头晕，神疲肢倦，夜尿频多，纳呆便溏；舌质淡，边有齿痕，苔薄白，脉沉弱	补肾健脾，养血固冲	寿胎丸合四君子汤加减（菟丝子、桑寄生、续断、阿胶、党参、白术、茯苓、甘草）	补中益气丸、滋肾育胎丸	2B
气血两虚证	主症：屡孕屡堕，神疲乏力，面色苍白或萎黄；次症：心悸气短，头晕眼花；舌淡，苔薄白，脉细弱	益气养血，固肾调冲	泰山磐石饮加减（人参、黄芪、当归、续断、黄芩、白芍、熟地、川芎、砂仁、白术、炙甘草）	八珍颗粒、复方阿胶浆	2B
阴虚血热证	主症：屡孕屡堕，甚或应期而堕，口干咽燥，手足心热；次症：月经量少或多，经色鲜红，质黏稠，潮热盗汗；舌红，少苔，脉细数	滋肾益阴，凉血调冲	两地汤加减（生地、地骨皮、玄参、麦冬、阿胶、白芍）	知柏地黄丸、大补阴丸	2B
肾虚血瘀证	主症：屡孕屡堕，甚或应期而堕，腰膝酸软，经血色暗有块；次症：头晕耳鸣，小腹疼痛或刺痛拒按；舌质紫黯，或有瘀斑瘀点，苔薄白，脉沉涩	补肾活血，调固冲任	补肾固冲丸合桂枝茯苓丸加减（菟丝子、续断、巴戟天、杜仲、当归、熟地黄、枸杞子、鹿角霜、阿胶、党参、白术、大枣、砂仁、桂枝、茯苓、赤芍药、牡丹皮、桃仁）	桂枝茯苓丸	2D

临床问题 10：RPL 患者妊娠期的中医证型有哪些？各证型分别选用什么治法和代表方？

推荐意见 10.1：RPL 患者妊娠期的中医辨证分型有肾虚证、脾肾两虚证、气血虚弱证、肾虚血热证、肾虚血瘀证（2C）。

证据描述：文献研究 RPL 的中医证治分布规律（7 315 篇），结果发现 RPL 常见证型为脾肾两虚（39.96%），肾气亏损（25.86%），气血两虚（15.53%），肾虚血瘀（9.82%），肾虚血热（2.62%），其他证型（6.21%））。常见治法为（1）补肾健脾、固冲安胎；（2）补肾益气、固冲安胎；（3）益气养血，固冲安胎；（4）补肾固冲，活血安胎；（5）滋肾养阴，清热安胎。Meta 分析发现，在妊娠早期，寿胎丸联合西药治疗不明原因 RPL 优于单独西药组，可降低早期流产率，且未见明显不良反应。多项研究表明加味寿胎丸单用或联合西药治疗肾虚型早期先兆流产在改善中医证候积分、提高保胎成功率方面较单独西医治疗组更有优势。2022 年 1 项大样本 RCT（2265 例）表明滋肾育胎丸可显著提高新鲜胚胎移植后的活产率。多项研究发现滋肾育胎丸联合西药能显著提高保胎成功率，临床疗效优于单用西药组，差异有统计学意义。1 项 RCT 探讨寿胎丸合补中益气汤治疗 RPL 的临床效果，发现与单纯西药对照组比较，西药联合寿胎丸合补中益气汤总有效率（91.07%）高于对照组（76.79%），差异有统计学意义。1 项 RCT 观察孕康口服液联合主动免疫治疗同种免疫型 RPL 疗效，提示主动免疫结合孕康口服液组妊娠成功率（87.7%）高于单用免疫治疗组（73.9%），差异有统计学意义。

结合国家中医药管理局《24 个专业 105 个病种中医诊疗方案》《24 个专业 105 个病种中医临床路径》相关推荐，制定了 RPL 妊娠期的中医辨证分型、治法及代表方，见表 4。

表4 RPL妊娠期各中医证型辨治推荐意见

证型	主要症状	治法	推荐方药	推荐中成药	推荐等级
肾虚证	主症：孕后或见阴道少量出血，腰膝酸软，夜尿频多；次症：或小腹坠胀痛，头晕耳鸣；舌淡，苔薄白，脉沉弱滑	补肾益气安胎	寿胎丸《医学衷中参西录》加味（菟丝子、桑寄生、阿胶、川断、苎麻根、杜仲）	滋肾育胎丸、保胎灵胶囊	2B
脾肾两虚证	主症：孕后或见阴道少量出血，或腰酸腹坠；次症：头晕，神疲肢倦，夜尿频多，纳呆便溏；舌质淡，边有齿痕，苔薄白，脉沉细略滑	固肾健脾安胎	寿胎丸《医学衷中参西录》合补中益气汤《脾胃论》加减（菟丝子、桑寄生、阿胶、川断、党参、炒白术、淮山药、黄芪）	滋肾育胎丸	2B
肾虚血热证	主症：孕后或见阴道少量出血，色鲜红或深红，腰膝痛或小腹下坠，口干咽燥；次症：两膝酸软，夜尿频多，心烦少寐，手足心热，小便短黄，大便秘结；舌质红，苔黄或苔薄，脉滑数或脉滑细数	滋肾凉血安胎	寿胎丸《医学衷中参西录》合保阴煎《景岳全书》加减（生地、熟地、白芍、黄芩、黄柏、续断、菟丝子、桑寄生、阿胶、旱莲草）	孕康口服液	2B
气血虚弱证	主症：孕后或见阴道少量出血，乏力，头晕眼花；次症：面色苍白或萎黄，心悸气短；舌淡，苔薄白，脉细滑无力	益气养血安胎	胎元饮《景岳全书》加减（党参、白术、熟地、当归身、白芍、杜仲、陈皮、炙甘草、桑寄生）	阿胶补血颗粒	2C
肾虚血瘀证	主症：孕后或见阴道少量出血，或腰酸腹痛；次症：头晕耳鸣，面色晦暗；舌质紫黯，或有瘀斑瘀点，苔薄白，脉沉细略滑	益肾祛瘀安胎	寿胎丸《医学衷中参西录》合加味圣愈汤《兰室秘藏》加减（黄芪、党参、当归、参三七、熟地、白芍、菟丝子、桑寄生、阿胶、杜仲、续断、砂仁）		2D

临床问题11：RPL患者妊娠期间辨证为血瘀证或肾虚血瘀证时可以使用哪些活血化瘀药物？

推荐意见11.1：在准确辨证基础上，并获得患者充分知情同意的情况下，兼有血瘀症状的RPL患者在妊娠期间可适当使用活血化瘀药物（2B）。

推荐意见11.2：RPL患者妊娠期可按照辨证分型选择活血化瘀药物，使用时应严格遵守《中华人民共和国药典》相关要求，不使用妊娠禁用和忌用的药物，酌情使用妊娠慎用中药，并根据病情控制剂量与疗程（2B）。

推荐意见11.3：妊娠期间根据RPL患者病情可考虑使用的活血化瘀药物有丹参10～15 g、鸡血藤9～15 g、三七煎服3～9 g，研粉吞服1～3g（2C）。

证据描述：根据《血瘀证中西医结合诊疗共识》中血瘀证的诊断标准，若患者辨证为兼夹有血瘀之象，则治疗上可适当辅以活血化瘀药物。Meta分析发现补肾活血类中药单独应用或与西药联合应用对比单用西药治疗，能提高RPL患者保胎有效率及活产率，降低再次流产的发生率，尤其对aCL阳性RPL及不明原因RPL效果显著。因妊娠期使用活血化瘀药物有引起出血的风险，且大部分活血化瘀中药属于妊娠慎用药或禁忌药，因此临床使用此类药物时，务必与患者详细沟通病情及相关风险，取得患者知情同意后再行使用。

1项Meta分析发现RPL患者妊娠期间使用活血化瘀药物联合LMWH能提高孕12周胚胎存活率、保胎成功率、新生儿活产率，改善患者临床症状、aCL转阴率及凝血、纤溶系统相关实验室指标。2020年《中华人民共和国药典》中明确指出妊娠禁用的活血化瘀类药物有：䗪虫、黑种草子、干漆、闹羊花、蜈蚣、三棱、水蛭、莪术、斑蝥、千金子、千金子霜、阿魏、天山雪莲、麝香；妊娠慎用的活血化瘀类药物有：大黄、川牛膝、牛膝、益母草、牡丹皮、王不留行、片姜黄、西红花、红花、苏木、虎杖、桃仁、凌霄花、急性子、卷柏、三七、蒲黄、乳香、没药、小驳骨、瞿麦。相关推荐药量如下：丹参 10~15g，鸡血藤 9~15g，三七 3~9g 研粉吞服，每次 1~3g，外用适量；孕妇慎用。临床上运用中药对安胎患者进行治疗时，切记绝对不能使用妊娠禁忌中药，充分与患者沟通后可酌情使用妊娠慎用中药，并根据病情控制剂量与疗程。妊娠期使用活血化瘀中药相关研究见表 5。

表 5 妊娠期使用活血化瘀中药相关研究

研究类型	适应人群	中药组成	临床疗效
RCT	不明原因 RPL	人参 10g 黄芪 25g 白术 20g 炙甘草 10g 当归 10g 川芎 6g 熟地 15g 炒白芍 15g 续断 15g 黄芩 6g 砂仁 6g 鸡血藤 10g 丹参 10g 菟丝子 15g 桑寄生 10g	与西医治疗（LMWH+地屈孕酮）治疗比较，西医联合补肾化瘀中药治疗早孕期 RPL 可有效提高 12 周保胎成功率（87.5%vs 67.5%，$P<0.05$），降低中医证候积分（5.93±1.015 vs 11.6±1.868，$P<0.01$），两组不良反应率差异无统计学意义（$P>0.05$）
RCT	RPL	党参、白术、菟丝子、桑螵蛸、白芍、黄芩、丹参	与常规安胎治疗比较，养系载胎汤联合常规安胎治疗能显著改善 RPL 临床治愈率（$P<0.05$）
RCT	PTS RPL	当归 10g 白术 10g 茯苓 10g 桑寄生 15g 续断 15 g 炒白芍 15g 柴胡 6g 三七粉 6g 菟丝子 15g	与 LMWH 组比较，采用滋肾活血安胎方治疗伴有 PTS 的 RPL 患者能改善凝血功能各项指标、β-hCG 和症状积分（$P<0.05$），但两组患者治疗后血 P 值差异无统计学意义（$P>0.05$）

临床问题 12：什么情况下可建议 RPL 患者尝试再次妊娠？

推荐意见 12.1：建议不同病因 RPL 患者接受孕前干预（包括手术治疗、内分泌调节、免疫治疗、抗凝治疗等）后再尝试妊娠（2C）。

证据描述：对 RPL 患者进行孕前管理及干预治疗后能够改善后续妊娠的结局。2016 年 1 项研究发现孕前管理和干预（包括手术治疗、内分泌调节、免疫治疗、抗凝治疗等）可提高 RPL 患者的再次妊娠率及改善再次妊娠结局。建议 RPL 患者再次妊娠前筛查病因，针对病因进行针对性治疗后再尝试妊娠。

推荐意见 12.2：RPL 伴有内分泌功能异常者，建议在孕前积极处理至病情稳定后方可尝试妊娠，同时在妊娠期加强监测，如发现异常应及时给予处理（2D）。

证据描述：RPL 患者合并内分泌代谢功能紊乱需要进行干预，根据异常指标进行相应的处理，将内分泌代谢功能控制在合适范围，减少不良妊娠的风险。合并甲亢者在控制病情后方可受孕，妊娠期应加强监测。合并甲减者可给予甲状腺激素治疗，当甲状腺功能恢复正常 3 个月后再考虑妊娠。已经确诊的糖尿病患者在血糖控制理想后 3 个月方可尝试受孕，并于计划妊娠前 3 个月停用妊娠期禁用的降糖药，改为胰岛素治疗，孕期严密监测血糖和糖化血红蛋白水平。合并 PCOS 的 RPL 患者通过生活方式调整、药物干预等措施改善卵巢功能及糖脂代谢。高泌乳素血症者应将 PRL 控制在正常范围之后方可考虑妊娠。研究发现，对确诊高泌乳素血症的女性孕前即开始服用溴隐亭，服药直至孕 3 个月后对催乳素水平进行复查，如恢复正常，则可停用溴隐亭，结果发现溴隐亭明显改善妊娠结局，降低流产发生率。国际指南亦推荐高泌乳素血症的 RPL 患者使用溴隐亭治疗。

推荐意见12.3：建议患有风湿免疫性疾病的RPL妇女均应在病情稳定、各受损脏器功能恢复正常、所用药物在最小维持剂量时，经风湿免疫科医生充分评估后，才可以考虑妊娠（2C）。

证据描述：1项队列研究发现，妊娠前经过风湿免疫系统治疗，受孕前经医生许可妊娠，停用细胞毒药物1年以上，病情处于缓解期，临床上无SLE活动表现后再妊娠可提高活产率，降低早产率、胎儿宫内生长受限、胎死宫内等不良妊娠结局。建议SLE患者在正规治疗病情缓解1年或以上，不用或者仅用小剂量的激素维持病情稳定后可以妊娠，对于使用过细胞毒免疫抑制剂的患者，应停用半年以上才可以妊娠。

临床问题13：如何对RPL患者进行心理因素方面的评估？

推荐意见13.1：建议采用焦虑自评量表（Self-rating Anxiety Scale，SAS），抑郁自评量表（Self-rating Depression Scale，SDS）评估RPL患者的心理状况（2C）。

推荐意见13.2：RPL患者焦虑及抑郁症发生率分别高于22%和29%，建议对RPL患者实施心理干预以改善其妊娠结局（2B）。

证据描述：研究发现RPL患者更容易发生紧张、焦虑、抑郁等问题，可刺激子宫引起再次流产，而流产次数增多，进一步加重心理负担，形成恶性循环。针对RPL患者的心理因素，临床上多使用SAS、SDS进行评估。2022年1项研究采用SAS、SDS评估RPL患者的心理状况发现RPL患者焦虑发生率为54.7%，抑郁发生率为79.9%。2020年1项研究发现RPL组的SAS、SDS得分均高于健康妊娠组，且RPL组焦虑发生率为22.73%，抑郁发生率为29.37%，均显著高于健康妊娠组。系统评价表明心理干预可能会改善孕妇流产后的心理健康以及后续妊娠时与妊娠相关的不良后果。1项RCT探讨心理干预对RPL的临床效果，结果发现心理干预组受孕率、足月分娩率、超过原流产孕周率、12周持续妊娠率、心理干预后SDS、SAS评分均优于未进行心理干预组，差异有统计学意义。

临床问题14：如何对RPL患者进行孕前体重管理以改善妊娠结局？

推荐意见14.1：推荐RPL患者计划妊娠前将体重指数（body mass index，BMI）维持在正常范围内（1B）。

证据描述：2021年1项Meta分析发现有RPL史的女性BMI显著高于正常女性组。2021年1项研究发现RPL组在超重和（或）肥胖患者中糖代谢异常的检出率均明显高于体重正常组（$P<0.05$），说明在BMI超出正常范围时，RPL患者更容易发生糖代谢的紊乱，肥胖患者可能已发生隐匿的内分泌改变，较健康人群更易发生IR，从而增加了RPL的概率。

推荐意见14.2：建议超重或肥胖患者减重10%或以上（维持在正常体重范围内）以改善生育力和妊娠结局（2C）。

证据描述：2023年1项队列研究发现较高的BMI与较低的怀孕概率相关。体重正常组妊娠率高于肥胖Ⅲ级组（41%vs 17%），此外，肥胖Ⅲ级妇女的怀孕概率比年龄和血糖水平相同的正常体重女低63%[HR0.37，95%CI（0.31，0.44）]，BMI为40kg/m^{2}的女性，体重减轻10%后怀孕概率增加68%[HR1.68，95%CI：（1.49，1.90）]。2018年《超重或肥胖人群体重管理专家共识及团体标准》建议超重或肥胖的PCOS患者减重5%~15%或更多以改善排卵及月经情况、减轻多毛症状、提高胰岛素敏感性及降低血清雄激素指标，建议超重或肥胖患者减重10%或更多以改善排卵和促进成功生育。

根据本指南推荐意见，形成RPL中西医结合诊疗流程图，以期循序渐进地去思索、诊断和治疗。

5 指南局限性与未来研究方向

5.1 指南局限性 （1）由于受整体证据质量以及证据数量的限制，部分推荐意见的级别较低，临床医师可根据 RPL 具体病情，在本指南推荐意见的基础上制订个体化诊疗方案；（2）本指南未对在不同环境下指南的可实施性给出具体的方案，临床医师可根据当地可得的医疗资源，在本指南推荐意见的基础上制订符合本地实践的诊疗方案。

5.2 未来研究方向 （1）要更深入认识引起不明原因 RPL 的原因。即使经全面检查和经验性治疗，仍有高达 40%～50%RPL 患者无法明确其病因，因此进一步探究 RPL 的少见及罕见病因很有必要；（2）活血化瘀类中药治疗 RPL 的临床研究数量不足、研究样本量少。建议全国中医妇科同道和研究者重视此领域，在此领域开展高质量的临床研究，为以后制定更完善的活血化瘀中药治疗 RPL 方案提供更多临床依据；（3）关于 RPL 的治疗方案，有很多存在争议的问题亟待解决，如阿司匹林和肝素对遗传性 PTS 的治疗作用、左甲状腺素对轻度 SCH 患者（TSH 在 2.5～4.0 mIU/L）的治疗作用，以及糖皮质激素、羟氯喹、IVIG、LIT、重组人粒细胞集落刺激因子、肿瘤坏死因子-α 抑制剂、脂肪乳等对 RPL 的治疗作用等，期待未来开展更多高质量的临床研究对以上问题做出解答；（4）不明原因 RPL 的病因检查流程及治疗方案尚待统一标准化，建议在临床研究的背景下，进行高质量的临床研究以更好地提供循证医学证据；（5）部分 RPL 患者涉及多学科疾病（如风湿免疫科、内分泌科、心理精神科等），亟待多学科联动深入认识和规范 RPL 的诊治。

附录二

复发性流产中西医结合诊疗指南（2023年）

1 范围

指南规定了RSA的诊断、辨证和治疗，适用于RSA的诊断和治疗，并本供各级医疗机构的妇产科、中医科、生殖科等相关科室医护人员使用。

2 规范性引用文件

本指南以中西医临床需求为导向，遵循循证医学原则，参考了以下文件：

GB/T 16751.1—2021 中医临床诊疗术语第1部分疾病（2021修订版）

GB/T 16751.2—2021 中医临床诊疗术语第2部分证候（2021修订版）

GB/T 16751.3—2021 中医临床诊疗术语第3部分治法（2021修订版）

GB/T 15657—2021 中医病证分类与代码（2021修订版）

中华医学会妇产科学分会复发性流产诊治专家共识（2022年）

3 术语和定义

RSA指与同一配偶连续发生2次及以上在妊娠28周之前的妊娠丢失，包括生化妊娠。滑胎指堕胎或小产连续发生3次或3次以上。堕胎指凡妊娠12周内，胚胎自然殒堕。小产指妊娠12~28周，胎儿已成形而自然殒堕。

4 诊断

本采用中西医结合辨病与辨证相结合的方法进行诊断。首先，根据RSA的西医诊断标准进行病因的诊断；然后，根据中医诊断标准进行证候诊断。

4.1 西医诊断

4.1.1 临床问题1　RSA的临床诊断要点。

推荐意见：①病史方面，详细询问夫妇双方包括年龄、月经史、生育史、既往疾病史（有无可能影响妊娠的子宫畸形、子宫发育异常、子宫肌瘤、子宫腺肌病、宫颈机能不全等）、家族史以及手术史（特别注意有无子宫、宫颈部位手术史）等，询问并记录有无不良生活习惯（吸烟、饮酒等）、不良环境的暴露；对既往流产史，需要记录流产次数、周数、伴随症状、治疗措施和相关检查结果（如胚胎染色体核型分析）等。②临床表现方面，与同一配偶连续发生2次及以上在妊娠28周之前的妊娠丢失，包括生化妊娠。③辅助检查方面，盆腔超声检查初步评估子宫的解剖结构，连续超声监测宫颈变化有助于诊断子宫颈机能不全，对疑似存在子宫解剖结构异常者，进一步通过三维超声、宫腔镜或腹腔镜检查以明确诊断；血栓前状态（PTS）筛查，如凝血相关检查、抗磷脂抗体检查等；免疫学检查，如自身免疫抗体项目检查、抗磷脂抗体检查等；内分泌检查，如性激素、甲状腺功能、血糖筛查；夫妇双方进行外周血及流产胚胎组织染色体核型分析以排除遗传因素致RSA，有条件可联合染色体微阵列分析；宫颈及阴道分泌物检测，排除感染因素致晚期RSA；男方精液常规检查，排除男方因素。证据概要：依据《复发性流产病因检查专家共识》《复发性流产诊治专家共识》确定临床诊断要点。

4.1.2 临床问题2　RSA的病因分类。

推荐意见：RSA的病因分为解剖因素、遗传因素、内分泌异常、感染因素、PTS、免疫因素、男性因素、其他因素、不明原因所致的RSA。证据概要：依据《复发性流产病因检查专家共识》《复发性流产诊治专家共识（2022）》进行分类。

4.2 证候诊断

4.2.1 临床问题1　RSA的中医证候类型。

推荐意见：RSA孕前调治阶段的中医证候类型包括肾虚血瘀证、脾肾两虚证、肾气虚证、气血虚弱证、阴虚血热证；孕后保胎阶段的中医证候类型包括肾虚血瘀证、脾肾两虚证、肾气虚证、气血虚弱证。证据概要：关于RSA的证型，检索中国知网（CNKI）、万方（WanFang）、维普（VIP）、中国生物医学文献服务系统（SinoMed）建库至2022年7月，获得报道类文献8481篇，手工检索涉及相关书籍类文献5部，包括最新版收录教材《中医妇科学》《中西医结合妇产科学》，以及国内相关标准与指南。对符合纳入标准的453篇报道类文献和5部书籍类文献进行证候类型的频次统计及占比分析。报道类文献中肾虚血瘀证164篇、脾肾两虚证124篇、肾气虚证37篇、气血虚弱证15篇、阴虚血热证4篇；书籍类文献中气血虚弱证5部、肾气虚证5部、脾肾两虚证2部、肾虚血瘀证1部、阴虚血热证1部。经2轮德尔菲法专家问卷调查，专家对证候类型进行选择并排序，形成孕前调治阶段和孕后保胎阶段的常见证型。

4.2.2 临床问题2　RSA的证候要素诊断。

推荐意见①：RSA孕前调理阶段常见证型的证候要素见表5。推荐意见②：RSA孕后保胎阶段常见证型的证候要素见表6。证据概要：同4.2.1项，专家分别对各证型的证候要素进行选择并排序，形成孕前调治阶段和孕后保胎阶段的证候要素。

5 治疗

本治疗分为未孕期孕前调治和已孕后保胎治疗2个阶段，采用辨病与辨证相结合，综合运用中西医结合治疗手段和方法进行治疗。孕前调治联合孕后保胎是治疗RSA的关键。孕前应采用"预防为主，防治结合"的原则，针对病因进行治疗，如免疫治疗、激素治疗、抗凝治疗等；中医治疗以补肾健脾、益气养血、调理冲任为主，预培其损。经不调者，当先调经，若因他病而致滑胎者，当先治他病。经过3~6个月的调治，祛除病因，扶正补虚，使机体脏腑阴阳气血恢复正常，冲任胞宫藏泻有度，月经如常，方可再次妊娠。孕后应立即应用中西医药物进行保胎治疗，防止妊娠丢失。孕后用药遵循治病与安胎并举的治疗原则，若病情需要应用活血化瘀药，或中成药组成中含有妊娠禁忌药或损伤肝肾功能药物时，必须在医师指导下使用，严格掌握用药剂量和用药时间，一旦病情得以控制立即停用，改用孕期安全药物保胎治疗，以免动胎、伤胎。早期RSA应保胎至孕12周；晚期RSA治疗期限应超过以往殒堕的最大时限2周，且无先兆流产（胎漏、胎动不安）征象时方可停药观察。

5.1 孕前调治

RSA未孕期孕前调治应根据不同的病因分别进行治疗。

5.1.1 临床问题1　RSA孕前调治阶段，针对不同病因选择西医治疗方式。

推荐意见①：免疫因素有关的RSA治疗，患者合并自身免疫性疾病，需联合风湿免疫专科医师进行评估及制订治疗方案。产科抗磷脂综合征（obstetric antiphospholipid syndrome，OAPS）治疗方案为小剂量阿司匹林（low dose aspirin，LDA）联合低分子肝素（low molecular weight heparin，LMWH），必要时加用羟氯喹或糖皮质激素治疗。证据概要：给药原则和方案遵循《复发性流产合并风湿免疫病免疫抑制剂应用中国专家共识》、《低分子肝素防治自然流产中国专家共识》、《产科抗磷脂综合征诊断与处理专家共识》。

推荐意见②：PTS的治疗，针对其所致RSA治疗方案为LMWH、LDA的单药或联合治疗。PTS合并自身抗体阳性或自身免疫性疾病患者，需联合风湿免疫专科医师共同管理。证据概要：给药原则和方案遵循《低分子肝素防治自然流产中国专家共识》、《产科抗磷脂综合征诊断与处理专家共识》。

推荐意见③：遗传因素有关的RSA治疗，再次妊娠前进行遗传咨询；同源染色体罗氏易位携带者选择避孕，也可接受供卵或供精通过辅助生殖技术解决生育问题；常染色体平衡易位及非同源染色体罗氏易位携带者，行产前诊断，如发现胎儿存在严重染色体异常或畸形，应考虑终止妊娠，再次妊娠前可考虑胚胎植入前遗传学检测（preimplantation genetic testing，PGT）；反复出现胚胎或胎儿染色体异常的RSA患者，考虑PGT。证据概要：推荐意见参考《复发性流产诊治专家共识（2022）》。

推荐意见④：解剖异常的治疗，单角子宫患者无有效的手术纠正措施；对于双角子宫或弓形子宫患者，选择性行子宫矫形术；子宫纵隔明显者可采用宫腔镜纵隔切除术；宫腔粘连严重者可行松解术；子宫黏膜下肌瘤患者宜在妊娠前行宫腔镜肌瘤切除术，体积较大影响宫腔形态的肌壁间肌瘤应行肌瘤剔除术；既往子宫颈机能不全的患者，考虑孕前行经腹或腹腔镜子宫颈环扎术。证据概要：推荐意见参考《复发性流产诊治专家共识（2022）》。

推荐意见⑤：内分泌异常的治疗，对妊娠前存在甲状腺功能亢进的患者，需待内分泌治疗控制后备孕；合并甲状腺功能减退症或亚临床甲状腺功能减退症的RSA患者，妊娠前均需补充甲状腺素；糖尿病或多囊卵巢综合征（polycystic ovary syndrome，PCOS）导致的糖代谢异常可通过运动、口服降糖药和注射胰岛素等改善血糖代谢水平，不推荐使用二甲双胍治疗；对于高催乳素血症（hyperprolactinemia，HPRL）患者，推荐溴隐亭治疗；建议黄体功能不足（luteal phase deficiency，LPD）患者，排卵后予孕激素类药物治疗。证据概要：推荐意见参考《复发性流产诊治专家共识（2022）》。

推荐意见⑥：感染因素的治疗，建议对有明显生殖道感染症状的RSA患者进行相应的抗生素治疗。证据概要：推荐意见参考《复发性流产诊治专家共识（2022）》。

推荐意见⑦：男性因素，建议对RSA患者配偶纠正不良生活方式。证据概要：推荐意见参考《复发性流产诊治专家共识（2022）》。

推荐意见⑧：其他因素，建议RSA患者纠正不良生活习惯，改变不良生活和工作环境；对有心理障碍的患者给予心理疏导，必要时给予药物治疗。证据概要：推荐意见参考《复发性流产诊治专家共识（2022）》。

**5.1.2 临床问题2　RSA孕前调治阶段，单用中医或中西医结合治疗的有效性（包括妊娠成功率、持续妊娠率、改善中医临床症状有效率等）。推荐意见①：见肾虚血瘀证，则治法：补肾活血、调固冲任，荐药物：补肾固冲丸合桂枝茯苓丸（证据级别：Ⅳa，强推荐）。补肾固冲丸组成：菟丝子、续断、巴戟天、杜仲、当归、熟地黄、枸杞子、鹿角霜、阿胶、党参、白术、大枣、砂仁；桂枝茯苓丸组成：桂枝、茯苓、赤芍、牡丹皮、桃仁。证据概要：《中医妇科学》滑胎一病中关于肾虚证的推荐方剂为补肾固冲丸，关于血瘀证的推荐方剂为桂枝茯苓丸。

推荐意见②：见脾肾两虚证，治则治法：温补脾肾荐药物：滋肾育胎丸联合西医常规（地屈孕酮、维生素E）治疗（证据级别D，强推荐）；若伴见面色萎黄、语声低微、气短乏力症状者，推荐应用汤剂寿胎丸合四君子汤（证据级别C，强推荐）。寿胎丸合四君子汤组成：菟丝子、桑寄生、续断、阿胶、党参、白术、茯苓、甘草。法用量：滋肾育胎丸口服，每次5g，每日3次。证据概要：1项随机对照试验（RCT）（50例患者）Meta分析显示，滋肾育胎丸（孕前3个月开始服用，孕后仍继续服用）+地屈孕酮+维生素E vs 地屈孕酮+维生素E治疗RSA患者，试验组持续妊娠率优于对照组（OR=7.67，95%CI[1.47，39.99]，P=0.02）。1项RCT（86例患者）Meta分析显示，滋肾育胎丸（孕前3个月开始服用，直至孕后3个月）+地屈孕酮 vs 单独应用地屈孕酮治疗RSA患者，在中医临床症状有效率（腰膝酸软、纳呆便溏、头晕耳鸣、尿频、夜尿多等临床症状改善/消失）方面，试验组优于对照组（OR=3.30，95%CI[1.14，9.60]，P=0.03）。1项RCT（104例患者）Meta分析显示，寿胎丸合四君子汤（孕前2个月开始服用，直至妊娠超过以往流产孕周） vs 单独应用淋巴细胞免疫治疗封闭抗体阴性同种免疫型RSA患者，试验组的妊娠成功率优于对照组（OR=2.02，95%CI[1.51，2.70]，P<0.00001）。

推荐意见③：见肾气虚证，则治法：补肾益气，调固冲任，荐药物：孕康颗粒（证据级别Ⅳa，强推荐）；若伴见腰膝酸冷、精神不振、怯寒畏冷、大便溏薄、尿频而清等肾阳虚证者，推荐应用右归胶囊（证据级别Ⅰb，强推荐）；若伴见腰膝酸软、潮热骨蒸、盗汗等肾阴虚症状者，推荐应用河车大造胶囊（证据级别Ⅰb，弱推荐）。法用量：孕康颗粒开水冲服，每次1袋，每日3次；右归胶囊口服，每次4粒，每日3次；河车大造胶囊口服，每次3粒，每日3次。证据概要：《中医妇科常见病诊疗指南》推荐孕康颗粒适用于滑胎肾虚证，右归胶囊适用于滑胎肾阳虚证，河车大造胶囊适用于滑胎肾虚证；《中医临床辨治》推荐河车大造胶囊适用于RSA肾气亏损证。

推荐意见④：常见气血虚弱证，则治法：益气养血、调固冲任，荐药物：八珍颗粒（证据级别D，强推荐）；若伴见头晕目眩、心悸失眠、食欲不振症状者，可应用复方阿胶浆（证据级别Ⅳa，弱推荐）。用法用量：八珍颗粒开水冲服，每次1袋，每日2次；复方阿胶浆口服，每次20ml（1支），每日3次。证据概要：1项RCT（52例患者）Meta分析显示，八珍颗粒（孕前3个月开始服用）+固肾安胎丸（确诊妊娠后开始服用） vs 地屈孕酮+人绒毛膜促性腺激素（human chorionic gonadotropin，hCG）治疗RSA患者，在临床有效率（临床症状消失，B超检查证实胚胎发育正常）方面，2组差异无统计学意义（OR=1.53，95%CI[0.40，5.84]，P=0.53）；《中医妇科常见病诊疗指南》推荐复方阿胶浆适用于滑胎气血虚弱证。

推荐意见⑤：见阴虚血热证，则治法：滋阴清热、养血调冲，推荐药物：若伴见口干咽痛，小便短赤症状者，推荐应用知柏地黄丸（证据级别C，弱推荐）；若伴见潮热盗汗症状者，可应用大补阴丸（证据级别Ⅰb，弱推荐）。法用量：知柏地黄丸口服，每次8丸，每日3次；大补阴丸口服，每次6g，每日2～3次。证据概要：1项RCT（69例患者）Meta分析显示，知柏地黄丸 vs 单独应用强的松片治疗抗精子抗体阳性的RSA患者，试验组的临床有效率优于对照组（OR=1.46，95%CI [1.07，1.99]，P=0.02）；《中医妇科常见病诊疗指南》推荐大补阴丸适用于滑胎阴虚血热证。

5.1.3 临床问题3 RSA孕前调治阶段，中西医结合治疗降低中医症状积分。

推荐意见：滋肾育胎丸+地屈孕酮可降低孕前RSA脾肾两虚证患者的中医症状积分（证据级别D，强推荐）。证据概要：1项RCT（86例患者）Meta分析显示，滋肾育胎丸（孕前3个月开始服用，直至孕后3个月）+地屈孕酮 vs 单独应用地屈孕酮治疗RSA患者，试验组中医症状积分低于对照组（MD=-3.92，95%CI [-5.51，-2.33]，P<0.00001）。

5.1.4 临床问题4 RSA孕前调治阶段，单用中医治疗的安全性。

推荐意见：知柏地黄丸治疗孕前RSA阴虚血热证患者安全性较好（证据级别C，弱推荐）。证据概要：1项RCT（69例患者）Meta分析显示，知柏地黄丸 vs 单独应用强的松片治疗抗精子抗体阳性的RSA阴虚血热证患者，试验组发生了1例不良反应（包括恶心），对照组发生8例不良反应（包括恶心、胀气、上腹部不适），试验组的不良反应发生率低于对照组（OR=0.12，95%CI [0.02，0.92]，P=0.04）。

5.2 孕后保胎

RSA患者已孕后无论有无先兆流产（胎漏、胎动不安）征象，均应立即保胎。若合并其他病因者，推荐联合相关专科医师共同管理。

5.2.1 临床问题1 RSA孕后保胎阶段，孕激素类药物保胎方式的选择。

推荐意见：根据用药途径分为口服、肌内注射、阴道用药等，可酌情合并用药。口服用药：地屈孕酮，每日20～40mg，或黄体酮制剂。肌内注射黄体酮：每日20mg，注意患者局部皮肤、肌肉的不良反应。阴道用药：微粒化黄体酮，每日200～300mg，或黄体酮阴道缓释凝胶，每日90mg。阴道流血时应慎用。使用至孕12～16周，或前次流产的孕周后1～2周停药。证据概要：参考《孕激素维持早期妊娠及防治流产的中国专家共识》。

5.2.2 临床问题2 RSA孕后保胎阶段，若合并其他病因者，西医治疗方式的选择。

推荐意见①：RSA合并自身免疫性疾病和OAPS的妊娠期治疗，推荐联合专科医师共同管理。证据概要：治疗参考《复发性流产合并风湿免疫病免疫抑制剂应用中国专家共识》、《低分子肝素防治自然流产中国专家共识》、《产科抗磷脂综合征诊断与处理专家共识》。

推荐意见②：针对遗传性PTS和获得性PTS的妊娠期治疗，推荐联合专科医师共同管理。证据概要：治疗参考《复发性流产合并血栓前状态诊治中国专家共识》。

推荐意见③：单角子宫患者应加强妊娠期监护，及时发现并发症并予以处理；存在子宫颈机能不全的单胎妊娠患者，推荐于孕12～16周行预防性子宫颈环扎术或在超声监测发现子宫颈进行性缩短时实施应激性子宫颈环扎术；对于难以通过阴道手术或阴道手术效果不佳的患者，可考虑经腹或腹腔镜子宫颈环扎术。证据概要：治疗参考《复发性流产诊治专家共识（2022）》。

推荐意见④：RSA合并内分泌因素的妊娠期治疗，推荐联合专科医师共同管理。证据概要：对于RSA合并甲状腺功能异常的妊娠期治疗，参考《妊娠和产后甲状腺疾病诊治指南（第2版）》；对于HPRL患者推荐妊娠后停用溴隐亭，参考《女性高催乳素血症诊治专治共识》；对于糖尿病、PCOS 导致血糖异常的患者推荐孕期监测血糖水平，并由有经验的产科医师与内分泌科医师共同管理。

推荐意见⑤：建议对有明显生殖道感染症状的 RSA 患者，完善分泌物细菌培养，并给予敏感抗生素积极治疗。证据概要：治疗参考《复发性流产诊治专家共识（2022）》。

5.2.3 临床问题 3　RSA 孕后保胎阶段，单用中医或中西医结合治疗的有效性（如活产率、妊娠成功率、持续妊娠率或保胎成功率、胚胎存活率、临床有效率等）。

推荐意见①见肾虚血瘀证，则治法：补肾活血、固冲安胎，推荐药物：寿胎丸合四物汤去川芎加杜仲、丹参、甘草+孕激素类药物（证据级别 C，强推荐）；若伴见面色萎黄、头晕眼花、心悸气短症状者，可应用寿胎丸合四物汤+肝素类药物（证据级别 D，弱推荐）；若伴见素有癥块、腹痛等血瘀症状者，可应用寿胎丸合桂枝茯苓丸去桂枝+地屈孕酮+低分子肝素+维生素 E（证据级别 C，弱推荐）。方寿胎丸合四物汤去川芎加杜仲、丹参、甘草组成：菟丝子、桑寄生、续断、杜仲、阿胶、当归、丹参、白芍、熟地黄、甘草。寿胎丸合四物汤组成：桑寄生、续断、菟丝子、阿胶、当归、川芎、白芍、熟地黄。寿胎丸合桂枝茯苓丸去桂枝组成：菟丝子、桑寄生、续断、阿胶、茯苓、白芍、牡丹皮、桃仁。证据概要：6 项 RCTs（398 例患者）Meta 分析显示，寿胎丸合四物汤去川芎加杜仲、丹参、甘草+孕激素类药物（黄体酮胶囊、地屈孕酮）vs 单独使用孕激素类药物（黄体酮胶囊、地屈孕酮）治疗 RSA 患者，在妊娠成功率（妊娠超过以往月份，且孕 12 周 B 超检查提示胎儿发育正常）方面，试验组优于对照组（OR=5.11, 95%CI [3.10, 8.44]，$P<0.00001$）。5 项 RCTs（282 例患者）Meta 分析显示，寿胎丸合四物汤去川芎加杜仲、丹参、甘草+黄体酮胶囊 vs 单独使用黄体酮胶囊治疗 RSA 患者，在临床有效率（临床症状和体征消失，足月分娩，B 超检查胚胎发育与孕周相符）方面，试验组优于对照组（OR=5.37, 95%CI [2.80, 10.32]，$P<0.00001$）。2 项 RCTs（124 例患者）Meta 分析显示，寿胎丸合四物汤+肝素类药物（低分子肝素钠、依诺肝素钠）vs 单独应用肝素类药物（低分子肝素钠、依诺肝素钠）治疗 PTS RSA 患者，在临床有效率（孕 12 周胚胎存活率，成功妊娠）方面，试验组优于对照组（OR=3.05, 95%CI [1.08, 8.62]，$P=0.04$）。1 项 RCT（120 例患者）Meta 分析显示，寿胎丸合桂枝茯苓丸去桂枝+地屈孕酮+低分子肝素+维生素 E vs 地屈孕酮+低分子肝素+维生素 E 治疗 RSA 患者，在临床有效率（自觉症状消失、阴道流血停止、轻微下腹痛、腰膝酸软等改善或消失，激素水平改善或恢复正常，胎儿发育正常）方面，试验组优于对照组（OR=5.09, 95%CI [1.59, 16.31]，$P=0.006$）。

推荐意见②：常见脾肾两虚证，则治法：补肾健脾，固冲安胎，推荐药物：滋肾育胎丸联合西医常规（孕激素、维生素 E、hCG、肝素）治疗（证据级别 D，强推荐）。用法用量：滋肾育胎丸口服，每次 5g，每日 3 次。证据概要：4 项 RCTs（358 例患者）Meta 分析显示，滋肾育胎丸+地屈孕酮/烯丙雌醇+维生素 E vs 地屈孕酮/烯丙雌醇+维生素 E 治疗 RSA 患者，试验组活产率优于对照组（OR=4.44, 95%CI [2.58, 7.65]，$P<0.00001$）。2 项 RCTs（126 例患者）Meta 分析显示，滋肾育胎丸+达肝素钠注射液 vs 地屈孕酮+黄体酮治疗 RSA 患者，试验组活产率优于对照组（OR=3.94, 95%CI [1.55, 10.04]，$P=0.004$）。3 项 RCTs（291 例患者）Meta 分析显示，滋肾育胎丸+地屈孕酮 vs 单独应用地屈孕酮治疗 RSA 患者，试验组保胎成功率优于对照组（OR=3.60, 95%CI [1.98, 6.54]，$P<0.00001$）。2 项 RCTs（164 例患者）Meta 分析显示，滋肾育胎丸+黄体酮+hCG vs 黄体酮+hCG 治疗 RSA

患者，试验组保胎成功率优于对照组（OR=6.37，95%CI [2.29, 17.70]，P=0.0004）。1项 RCT（120 例患者）Meta 分析显示，滋肾育胎丸+依诺肝素钠注射液 vs 单独应用依诺肝素钠注射液治疗 RSA 患者，试验组保胎成功率优于对照组（OR=4.17，95%CI [1.53, 11.38]，P=0.005）。2 项 RCTs（151 例患者）Meta 分析显示，滋肾育胎丸+孕激素类药物（地屈孕酮、烯丙雌醇）vs 单独应用孕激素类药物（地屈孕酮、烯丙雌醇）治疗 RSA 患者，在临床有效率（临床症状消失/改善，各项指标基本正常，B 超检查胚胎发育与孕周相符）方面，试验组优于对照组（OR=1.38，95%CI [1.16, 1.64]，P=0.0003）。1 项 RCT（84 例患者）Meta 分析显示，滋肾育胎丸+低分子肝素钙注射液 vs 单独应用低分子肝素钙注射液治疗 RSA 患者，在临床有效率（无血栓前状态表现，凝血-纤溶指标水平处于正常范围，B 超检查胎儿发育正常）方面，试验组优于对照组（OR=3.32，95%CI [1.06, 10.37]，P=0.04）。

推荐意见③：常见肾气虚证，治则治法：补肾益气、固冲安胎，推荐药物：保胎灵胶囊联合西医常规（hCG、烯丙雌醇）治疗（证据级别 D，强推荐）；若伴见腰酸腹痛、阴道出血等症状者，可选用孕康颗粒联合黄体酮（证据级别 D，弱推荐）；若伴见腰酸胀痛、小腹坠痛、阴道流血，伴有头晕耳鸣、口干咽燥、神疲乏力、手足心热等肾阴虚证者，可应用固肾安胎丸联合西医常规（孕激素、维生素 E）治疗（证据级别 D，强推荐）。用法用量：保胎灵胶囊口服，每次 3 粒，每日 3 次；孕康颗粒开水冲服，每次 1 袋，每日 3 次；固肾安胎丸口服，每次 1 袋，每日 3 次。证据概要：1 项 RCT（80 例患者）Meta 分析显示，保胎灵胶囊+hCG vs 黄体酮+维生素 E 治疗黄体功能不全型 RSA 患者，试验组足月妊娠情况优于对照组（OR=13.00，95%CI [1.58, 107.23]，P=0.02）。3 项 RCTs（200 例患者）Meta 分析显示，保胎灵胶囊+烯丙雌醇 vs 单独应用烯丙雌醇治疗 RSA 患者，试验组持续妊娠率优于对照组（OR=3.83，95%CI [1.63, 8.99]，P=0.002）。1 项 RCT（100 例患者）Meta 分析显示，孕康颗粒+黄体酮 vs 单独应用黄体酮治疗 RSA 患者，在临床有效率（中医临床症状全部改善/消失，抗心磷脂抗体或抗子宫内膜抗体转阴，超声显示孕囊发育正常）方面，试验组优于对照组（OR=9.33，95%CI [1.12, 77.70]，P=0.04）。1 项 RCT（127 例患者）Meta 分析显示，固肾安胎丸+黄体酮胶丸+维生素 E vs 黄体酮胶丸+维生素 E 治疗 RSA 患者，在临床有效率（阴道出血、腰酸腹痛等症状消失，胚胎发育良好，无流产征兆）方面，试验组优于对照组（OR=3.23，95%CI [1.05, 9.92]，P=0.04）。

推荐意见④：常见气血虚弱证，治则治法：益气养血、固冲安胎，推荐药物：阿胶补血颗粒（证据级别 Ⅳa，强推荐）。用法用量：阿胶补血颗粒开水冲服，每次 1 袋，每日 2 次。证据概要：《中医妇科常见病诊疗指南》推荐阿胶补血颗粒适用于胎漏、胎动不安气血虚弱证。

5.2.4 临床问题 4　RSA 孕后保胎阶段，中西医结合治疗改善中医证候积分/中医临床症状/中医临床症状有效率。

推荐意见①：寿胎丸合四物汤去川芎加杜仲、丹参、甘草+孕激素类药物可改善孕后 RSA 肾虚血瘀证患者的中医证候积分、中医临床症状有效率（证据级别 C，强推荐）。证据概要：6 项 RCTs（380 例患者）Meta 分析显示，寿胎丸合四物汤去川芎加杜仲、丹参、甘草+孕激素类药物（黄体酮胶囊、地屈孕酮）vs 单独应用孕激素类药物（黄体酮胶囊、地屈孕酮）治疗 RSA 肾虚血瘀证患者，在中医证候积分改善方面，试验组优于对照组（MD=-2.93，95%CI [-3.19, -2.67]，P<0.00001）。2 项 RCTs（156 例患者）Meta 分

析显示，寿胎丸合四物汤去川芎加杜仲、丹参、甘草+地屈孕酮 vs 单独使用地屈孕酮治疗 RSA 肾虚血瘀证患者，在中医临床症状有效率（腰酸痛、小腹坠痛等症状不断减轻直至消失，中医证候积分减少）方面，试验组优于对照组（OR=4.62，95%CI[2.08，10.24]，P=0.0002）。

推荐意见②：寿胎丸合四物汤+依诺肝素钠可改善孕后 RSA 肾虚血瘀证患者的中医证候积分（证据级别 D，弱推荐）。证据概要：1 项 RCT（60 例患者）Meta 分析显示，寿胎丸合四物汤+依诺肝素钠 vs 单独应用依诺肝素钠治疗 PTS RSA 肾虚血瘀证患者，在阴道出血证候积分方面，试验组低于对照组（MD=-2.27，95%CI [-2.41，-2.13]，P<0.00001）；在小腹疼痛证候积分方面，试验组低于对照组（MD=-1.99，95%CI [-2.21，-1.77]，P<0.00001）。

推荐意见③：寿胎丸合桂枝茯苓丸去桂枝+地屈孕酮+低分子肝素+维生素 E 可改善孕后 RSA 肾虚血瘀证患者的中医证候积分（证据级别 C，弱推荐）。证据概要：1 项 RCT（120 例患者）Meta 分析显示，寿胎丸合桂枝茯苓丸去桂枝+地屈孕酮+低分子肝素+维生素 E vs 地屈孕酮+低分子肝素+维生素 E 治疗 RSA 肾虚血瘀证患者，在屡孕屡堕证候积分方面，试验组低于对照组（MD=-0.88，95%CI [-0.97，-0.79]，P<0.00001）；在小腹坠痛证候积分方面，试验组低于对照组（MD=-0.84，95%CI [-0.93，-0.75]，P<0.00001）；在阴道出血证候积分方面，试验组低于对照组（MD=-0.70，95%CI[-0.80，-0.60]，P<0.00001）。

推荐意见④：滋肾育胎丸联合西医常规（孕激素、维生素 E）治疗可改善孕后 RSA 脾肾两虚证患者的中医临床症状有效率、中医证候积分（证据级别 D，强推荐）。证据概要：3 项 RCTs（291 例患者）Meta 分析显示，滋肾育胎丸+孕激素类药物（地屈孕酮、烯丙雌醇）vs 单独应用孕激素类药物（地屈孕酮、烯丙雌醇）治疗 RSA 脾肾两虚证患者，试验组中医临床症状有效率优于对照组（OR=4.06，95%CI [2.14，7.70]，P<0.0001）。1 项 RCT（123 例患者）Meta 分析显示，滋肾育胎丸+地屈孕酮+维生素 E vs 地屈孕酮+维生素 E 治疗 RSA 脾肾两虚证患者，试验组阴道出血发生率低于对照组（OR=0.10，95%CI[0.05，0.24]，P<0.00001）；试验组腰骶酸痛发生率低于对照组（OR=0.06，95%CI [0.02，0.15]，P<0.00001）；试验组下腹疼痛或坠胀发生率低于对照组（OR=0.18，95%CI [0.08，0.40]，P<0.0001）。1 项 RCT（84 例患者）Meta 分析显示，滋肾育胎丸+烯丙雌醇 vs 单独应用烯丙雌醇治疗 RSA 脾肾两虚证患者，试验组腹胀不适证候积分低于对照组（MD=-0.33，95%CI [-0.44，-0.22]，P<0.00001）；试验组下腹隐痛证候积分低于对照组（MD=-0.36，95%CI [-0.47，-0.25]，P<0.00001）；试验组腰膝酸软证候积分低于对照组（MD=-0.37，95%CI [-0.46，-0.28]，P<0.00001）；试验组阴道出血证候积分低于对照组（MD=-0.28，95%CI [-0.33，-0.23]，P<0.00001）。

推荐意见⑤：保胎灵胶囊+烯丙雌醇可改善孕后 RSA 肾气虚证患者的中医临床症状（证据级别 D，强推荐）。证据概要：2 项 RCTs（150 例患者）Meta 分析显示，保胎灵胶囊+烯丙雌醇 vs 单独应用烯丙雌醇治疗 RSA 肾气虚证患者，在阴道出血时间方面，试验组较对照组缩短（MD=-2.28，95%CI [-2.95，-1.62]，P<0.00001）；在腰酸消失时间方面，试验组较对照组缩短（MD=-2.22，95%CI [-2.95，-1.49]，P<0.00001）。3 项 RCTs（206 例患者）Meta 分析显示，保胎灵胶囊+烯丙雌醇 vs 单独应用烯丙雌醇治疗 RSA 肾气虚证患者，在腹痛消失时间方面，试验组较对照组缩短（MD=-1.60，95%CI [-1.71，-1.49]，P<0.00001）；在下腹坠胀消失时间方面，试验组较对照组缩短（MD=-2.57，95%CI [-2.62，

−2.49], $P<0.00001$)。

推荐意见⑥：孕康颗粒+黄体酮可改善孕后 RSA 肾气虚证患者的临床症状积分（证据级别 D，弱推荐）。证据概要：1 项 RCT（100 例患者）Meta 分析显示，孕康颗粒+黄体酮 vs 单独应用黄体酮治疗 RSA 肾气虚证患者，在治疗 2 周后临床症状积分方面，试验组低于对照组 [（MD=−2.01，95%CI [−2.22，−1.80]，$P<0.00001$)。

5.2.5 临床问题 5　RSA 孕后保胎阶段，中西医结合治疗改善激素水平。

推荐意见①：寿胎丸合桂枝茯苓丸去桂枝+地屈孕酮+低分子肝素+维生素E可改善孕后RSA肾虚血瘀证患者的 hCG 和孕酮（progesterone，P）水平（证据级别 C，弱推荐）。证据概要：1 项 RCT（120 例患者）Meta 分析显示，寿胎丸合桂枝茯苓丸去桂枝+地屈孕酮+低分子肝素+维生素 E vs 地屈孕酮+低分子肝素+维生素 E 治疗 RSA 肾虚血瘀证患者，试验组 hCG 水平高于对照组（MD=30.30，95%CI [27.61，32.99]，$P<0.00001$）；试验组 P 水平高于对照组（MD=23.83，95%CI [21.55，26.11]，$P<0.00001$）。

推荐意见②：滋肾育胎丸联合西医常规（孕激素、hCG）治疗可改善孕后 RSA 脾肾两虚证患者的 hCG、P 和雌二醇（estradiol，E_2）水平（证据级别 D，强推荐）。证据概要：8 项 RCTs（651 例患者）Meta 分析显示，滋肾育胎丸+孕激素类药物（地屈孕酮、烯丙雌醇）vs 单独应用孕激素类药物（地屈孕酮、烯丙雌醇）治疗 RSA 脾肾两虚证患者，试验组 hCG 高于对照组（SMD=1.00，95%CI [−0.27，2.27]，$P<0.00001$）。1 项 RCT（90 例患者）Meta 分析显示，滋肾育胎丸+黄体酮+hCG vs 黄体酮+hCG 治疗 RSA 脾肾两虚证患者，试验组 hCG 高于对照组（MD=952.09，95%CI [798.49，1105.69]，$P<0.00001$）。7 项 RCTs（568 例患者）Meta 分析显示，滋肾育胎丸+孕激素类药物（地屈孕酮、烯丙雌醇）vs 单独应用孕激素类药物（地屈孕酮、烯丙雌醇）治疗 RSA 脾肾两虚证患者，试验组 P 水平高于对照组（SMD=1.55，95%CI [0.99，2.11]，$P<0.05$）。1 项 RCT（90 例患者）Meta 分析显示，滋肾育胎丸+黄体酮+hCG vs 黄体酮+hCG 治疗 RSA 脾肾两虚证患者，试验组 P 水平高于对照组（MD=30.03，95%CI [24.05，36.01]，$P<0.05$）。4 项 RCTs（277 例患者）Meta 分析显示，滋肾育胎丸+孕激素类药物（地屈孕酮、烯丙雌醇）vs 单独应用孕激素类药物（地屈孕酮、烯丙雌醇）治疗 RSA 脾肾两虚证患者，试验组 E_2 水平高于对照组（SMD=1.02，95%CI [0.77，1.28]，$P<0.00001$）。

推荐意见③：保胎灵胶囊联合烯丙雌醇可改善孕后 RSA 肾气虚证患者的 hCG、P 和 E_2 水平（证据级别 D，强推荐）。证据概要：3 项 RCTs（200 例患者）Meta 分析显示，保胎灵胶囊+烯丙雌醇 vs 单独应用烯丙雌醇治疗 RSA 肾气虚证患者，试验组 hCG 水平高于对照组（SMD=8.68，95%CI [4.28，13.07]，$P<0.00001$）；试验组 P 水平高于对照组（SMD=0.86，95%CI [0.81，2.53]，$P<0.00001$）；试验组 E_2 水平高于对照组（MD=3.12，95%CI [0.18，6.42]，$P<0.00001$）。

5.2.6 临床问题 6　RSA 孕后保胎阶段，中西医结合治疗改善血栓前状态。

推荐意见①：寿胎丸合四物汤去川芎加杜仲、丹参、甘草+孕激素类药物可降低孕后 RSA 肾虚血瘀证患者 D-二聚体（D-Dimer，D-D）水平（证据级别 C，强推荐）。证据概要：3 项 RCTs（216 例患者）Meta 分析显示，寿胎丸合四物汤去川芎加杜仲、丹参、甘草+孕激素类药物（黄体酮胶囊、地屈孕酮）vs 单独应用孕激素类药物（黄体酮胶囊、地屈孕酮）治疗 RSA 肾虚血瘀证患者，试验组 D-D 水平低于对照组（MD=−0.25，95%CI [−0.31，

−0.19］，$P<0.00001$）。

推荐意见②：寿胎丸合四物汤+肝素类药物可改善孕后 RSA 肾虚血瘀证患者的凝血相关指标（证据级别 D，弱推荐）。证据概要：2 项 RCTs（124 例患者）Meta 分析显示，寿胎丸合四物汤+肝素类药物（低分子肝素钠、依诺肝素钠）vs 单独应用肝素类药物（低分子肝素钠、依诺肝素钠）治疗 PTS RSA 肾虚血瘀证患者，试验组 D-D 水平低于对照组（MD=−2.43，95%CI［−2.90，−1.96］，$P<0.00001$）。1 项 RCT（60 例患者）Meta 分析显示，寿胎丸合四物汤+依诺肝素钠 vs 单独应用依诺肝素钠治疗 PTS RSA 肾虚血瘀证患者，试验组蛋白 S（protein S，PS）高于对照组（MD=17.28，95%CI［12.45，22.11］，$P<0.00001$）；试验组蛋白 C（protein C，PC）水平高于对照组（MD=28.95，95%CI［22.10，35.80］，$P<0.00001$）；试验组抗凝血酶（antithrombin，AT）水平高于对照组（MD=9.29，95%CI［4.43，14.15］，$P=0.0002$）；试验组组织型纤溶酶原活化因子（tissue type plasminogen activator，t-PA）水平高于对照组（MD=0.14，95%CI［0.06，0.22］，$P=0.005$）；试验组血小板聚集功能（platelet aggregation function，PAgT）水平低于对照组（MD=−10.70，95%CI［−13.60，−7.80］，$P<0.00001$）；试验组纤溶酶原激活物抑制物-1（plasminogen activator inhibitor 1，PAI-1）水平低于对照组（MD=−25.64，95%CI［−29.56，−21.72］，$P<0.00001$）；试验组纤维蛋白原（fibrinogen，FIB）水平低于对照组（MD=−0.96，95%CI［−1.18，−0.74］，$P<0.00001$）。

推荐意见③：寿胎丸合桂枝茯苓丸去桂枝+地屈孕酮+低分子肝素+维生素 E 可降低孕后 RSA 肾虚血瘀证患者 D-D 水平（证据级别 C，弱推荐）。证据概要：1 项 RCT（120 例患者）Meta 分析显示，寿胎丸合桂枝茯苓丸去桂枝+地屈孕酮+低分子肝素+维生素 Evs 地屈孕酮+低分子肝素+维生素 E 治疗 RSA 肾虚血瘀证患者，试验组 D-D 水平低于对照组（MD=−0.25，95%CI［−0.35，−0.15］，$P<0.00001$）。

推荐意见④：滋肾育胎丸+肝素类药物可改善孕后 RSA 脾肾两虚证患者的凝血相关指标（证据级别 D，强推荐）。证据概要：2 项 RCTs（204 例患者）Meta 分析显示，滋肾育胎丸+肝素类药物（低分子肝素钙、依诺肝素钠）vs 单独应用肝素类药物（低分子肝素钙、依诺肝素钠）治疗 RSA 脾肾两虚证患者，试验组 FIB 低于对照组（MD=−1.26，95%CI［−1.38，−1.13］，$P<0.0001$）；试验组 D-D 水平低于对照组（MD=−83.86，95%CI［−92.85，−74.87］，$P<0.00001$）；试验组 PAI-1 水平低于对照组（MD=−28.04，95%CI［−30.77，−25.31］，$P<0.00001$）。1 项 RCT（84 例患者）Meta 分析显示，滋肾育胎丸+低分子肝素钙注射液 vs 单独应用低分子肝素钙注射液治疗 RSA 脾肾两虚证患者，试验组凝血酶原时间（prothrombin time，PT）高于对照组（MD=5.22，95%CI［4.44，6.00］，$P<0.0001$）；试验组凝血酶时间（thrombin time，TT）高于对照组（MD=2.77，95%CI［1.86，3.68］，$P<0.00001$）。

推荐意见⑤：保胎灵胶囊+烯丙雌醇可改善孕后 RSA 肾气虚证患者的盆腔血流动力学参数（证据级别 D，强推荐）。证据概要：1 项 RCT（80 例患者）Meta 分析显示，保胎灵胶囊+烯丙雌醇 vs 单独应用烯丙雌醇治疗 RSA 肾气虚证患者，试验组卵巢动脉阻力指数（resistance index，RI）低于对照组（MD=−0.04，95%CI［−0.06，−0.02］，$P=0.002$）；试验组卵巢动脉搏动指数（pulsatility index，PI）低于对照组（MD=−0.05，95%CI［−0.10，0］，$P=0.04$）；试验组子宫动脉 RI 低于对照组（MD=−0.04，95%CI［−0.06，−0.02］，$P=0.002$）；试验组子宫动脉 PI 低于对照组（MD=−0.21，95%CI［−0.41，−0.01］，$P=0.04$）。

5.2.7 临床问题7　RSA 孕后保胎阶段，中西医结合治疗改善感染因素。

推荐意见①：寿胎丸合四物汤去川芎加杜仲、丹参、甘草+孕激素类药物可改善孕后 RSA 肾虚血瘀证患者的肿瘤坏死因子-α(tumor necrosis factor α，TNF-α)和白细胞介素-10(interleukin -10，IL-10)水平（证据级别 C，强推荐）。证候概要：3 项 RCTs（216 例患者）Meta 分析显示，寿胎丸合四物汤去川芎加杜仲、丹参、甘草+孕激素类药物（黄体酮胶囊、地屈孕酮）vs 单独应用孕激素类药物（黄体酮胶囊、地屈孕酮）治疗 RSA 肾虚血瘀证患者，试验组 TNF-α 水平低于对照组（MD=-53.29，95%CI [-69.18, -37.41]，$P<0.00001$）。2 项 RCTs（144 例患者）Meta 分析显示，寿胎丸合四物汤去川芎加杜仲、丹参、甘草+孕激素类药物（黄体酮胶囊、地屈孕酮）vs 单独应用孕激素类药物（黄体酮胶囊、地屈孕酮）治疗 RSA 肾虚血瘀证患者，试验组 IL-10 水平高于对照组（MD=243.19，95%CI [199.06, 287.32]，$P<0.00001$）。

推荐意见②：寿胎丸合桂枝茯苓丸去桂枝+地屈孕酮+低分子肝素+维生素 E 可改善孕后 RSA 肾虚血瘀证患者的 IL-10 和 TNF-α 水平（证据级别 C，弱推荐）。证据概要：1 项（120 例患者）Meta 分析显示，寿胎丸合桂枝茯苓丸去桂枝+地屈孕酮+低分子肝素+维生素 E vs 地屈孕酮+低分子肝素+维生素 E 治疗 RSA 肾虚血瘀证患者，试验组 IL-10 水平高于对照组（MD=0.22，95%CI [0.18, 0.26]，$P<0.00001$）；试验组 TNF-α 水平低于对照组（MD=-0.11，95%CI [-0.13, -0.09]，$P<0.00001$）。

推荐意见③：滋肾育胎丸+地屈孕酮可改善孕后 RSA 脾肾两虚证患者的炎性相关指标（证据级别 D，强推荐）。证据概要：2 项 RCTs（233 例患者）Meta 分析显示，滋肾育胎丸+地屈孕酮 vs 单独应用地屈孕酮治疗 RSA 脾肾两虚证患者，试验组 IL-10 水平高于对照组（MD=1.56，95%CI [0.23, 2.89]，$P=0.02$）；试验组白细胞介素-2(interleukin -2，IL-2)水平低于对照组（MD=-1.61，95%CI [-3.09, -0.13]，$P=0.03$）。1 项 RCT（83 例患者）Meta 分析显示，滋肾育胎丸+地屈孕酮 vs 单独应用地屈孕酮治疗 RSA 脾肾两虚证患者，试验组干扰素-γ(interferon-γ，IFN-γ)水平低于对照组（MD=-10.11，95%CI[-11.75, -8.48]，$P<0.00001$）；试验组白细胞介素-4(interleukin-4，IL-4)水平高于对照组（MD=5.38，95%CI [4.44, 6.33]，$P<0.00001$）。

推荐意见④：保胎灵胶囊+烯丙雌醇可改善孕后 RSA 肾气虚证患者的炎性相关指标（证据级别 D，强推荐）。证据概要：2 项 RCTs（150 例患者）Meta 分析显示，保胎灵胶囊+烯丙雌醇 vs 单独应用烯丙雌醇治疗 RSA 肾气虚证患者，试验组 $CD4^+$低于对照组（MD=-4.22，95%CI[-6.62, -1.82]，$P=0.0006$）；试验组 $CD4^+/CD8^+$低于对照组（MD=-0.20，95%CI [-0.25, -0.15]，$P<0.00001$）。1 项 RCT（50 例患者）Meta 分析显示，保胎灵胶囊+烯丙雌醇 vs 单独应用烯丙雌醇治疗 RSA 肾气虚证患者，试验组超敏 C 反应蛋白(hypersensitive C-reactive protein，hs-CRP)低于对照组（MD=-1.91，95%CI[-2.56, -1.26]，$P<0.00001$）；试验组白细胞介素-6(interleukin 6，IL-6)低于对照组（MD=-60.45，95%CI [-61.66, -59.24]，$P<0.00001$）；试验组 TNF-α 低于对照组（MD=-18.55，95%CI [-19.76, -17.34]，$P=0.0006$）；试验组白细胞介素-1β(interleukin-1β，IL-1β)低于对照组（MD=-19.45，95%CI [-23.51, -15.39]，$P<0.00001$）。

5.2.8 临床问题8　RSA 孕后保胎阶段，中西医结合治疗的安全性。

推荐意见①：滋肾育胎丸联合西医常规（肝素、孕激素）治疗孕后 RSA 脾肾两虚证患者的安全性较好（证据级别 D，强推荐）。证据概要：2 项 RCTs（126 例患者）Meta 分析显示，滋肾育胎丸+达肝素钠注射液 vs 地屈孕酮+黄体酮治疗 RSA 脾肾两虚证患者，试验组发生 7 例妊娠期并发症（妊娠期高血压疾病 3 例，胎膜早破 2 例，产后出血 2 例）；对照组发生 39 例妊娠期并发症（妊娠期高血压疾病 11 例，胎膜早破 10 例，前置胎盘 6 例，胎盘早剥 3 例，产后出血 9 例），试验组妊娠期并发症发生率低于对照组（OR=0.07，95%CI [0.03，0.19]，P<0.00001）。1 项 RCT（68 例患者）Meta 分析显示，滋肾育胎丸+达肝素钠注射液 vs 地屈孕酮+黄体酮治疗 RSA 脾肾两虚证患者，试验组发生 1 例新生儿不良结局（早产儿 1 例）；对照组发生 3 例新生儿不良结局（早产儿 1 例，新生儿窒息 1 例，新生儿畸形 1 例），2 组新生儿不良结局发生率差异无统计学意义（OR=0.29，95%CI [0.03，2.77]，P=0.28）。3 项 RCTs（275 例患者）Meta 分析显示，滋肾育胎丸+孕激素类药物（烯丙雌醇、地屈孕酮）vs 单独应用孕激素类药物（烯丙雌醇、地屈孕酮）治疗 RSA 脾肾两虚证患者，试验组发生 11 例不良反应（恶心 7 例，头痛 2 例，乳房胀痛 1 例，皮肤瘙痒 1 例），对照组发生 16 例不良反应（恶心 10 例，头痛 2 例，水肿 2 例，乳房胀痛 1 例，皮肤瘙痒 1 例）2 组不良反应发生率差异无统计学意义（OR=0.65，95%CI [0.29，1.46]，P=0.30）。1 项 RCT（120 例患者）Meta 分析显示，滋肾育胎丸+依诺肝素钠注射液 vs 单独应用依诺肝素钠注射液治疗 RSA 脾肾两虚证患者，试验组发生 7 例不良反应（胃肠道反应 2 例，便秘 3 例，头痛 1 例，荨麻疹 1 例），对照组发生 4 例不良反应（胃肠道反应 3 例，便秘 1 例），2 组不良反应发生率差异无统计学意义（OR=1.85，95%CI [0.51，6.68]，P=0.35）。

推荐意见②：保胎灵胶囊+烯丙雌醇治疗孕后 RSA 肾气虚证患者的安全性较好（证据级别 D，强推荐）。证据概要：2 项 RCTs（150 例患者）Meta 分析显示，保胎灵胶囊+烯丙雌醇 vs 单独应用烯丙雌醇治疗 RSA 肾气虚证患者，试验组发生 3 例不良反应（恶心 1 例，头痛 1 例，口干 1 例）；对照组发生 5 例不良反应（头痛 2 例，恶心 1 例，口干 2 例），2 组不良反应发生率差异无统计学意义（OR=0.59，95%CI [0.14，2.52]，P=0.47）。

6 中西医结合诊疗流程

指南对 RSA 患者采用中西医结合辨病与辨证相结合，孕前调治和孕后保胎相结合的方法进行诊治。